PAUL-LOUIS ROCHE
Docteur de l'Université de Paris (Pharmacie)
Ancien Interne des Hôpitaux de Paris

ÉTUDE SPECTRO-CHIMIQUE des dépôts et sédiments DES EAUX MINÉRALES DE VICHY et de son Bassin

GRANDE IMPRIMERIE DU CENTRE
HERBIN, MONTLUÇON :: :: ::

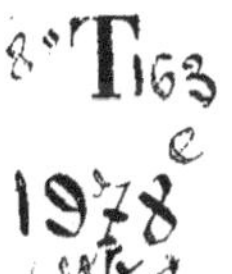

ÉTUDE
SPECTRO-CHIMIQUE
des dépôts et sédiments
DES EAUX MINÉRALES DE VICHY
et de son Bassin

PAR

PAUL-LOUIS ROCHE
Docteur de l'Université de Paris (Pharmacie)
Ancien Interne des Hôpitaux de Paris

MONTLUÇON
GRANDE IMPRIMERIE DU CENTRE

1913

A MA FEMME

A MES ENFANTS

A mon Président de Thèse

M. LE PROFESSEUR D. BERTHELOT

Professeur de Physique

à l'Ecole Supérieure de Pharmacie de Paris

Hommage de respect et de profonde reconnaissance

A MES MAITRES DANS LES HOPITAUX

MEIS ET AMICIS

INTRODUCTION

Depuis longtemps de nombreux chimistes hydrologues et M. Garrigou en particulier ont indiqué la présence de corps rares, en quantité infinitésimale, dans les eaux minérales.

Dès 1863, presqu'immédiatement après la découverte du cœsium, Grandeau (1) conclut à la présence de ce corps dans l'eau de la Grande-Grille.

En 1873, De Gouvenain (2), ingénieur des mines, publia une étude sur la composition chimique des eaux minérales de Vichy.

En 1874, Truchot (3), professeur à l'Ecole de médecine et de pharmacie de Clermont-Ferrand, fit paraître une note sur le dosage de la lithine dans les eaux minérales.

Plus tard, en 1882, M. A. Mallat (4), de Vichy a recherché et dosé la lithine dans les eaux minérales de Vichy.

Tout récemment en 1911, M. P. Garnaud (5), docteur en

(1) Grandeau. Recherches sur la présence du cœsium et du rubidium dans les eaux, minéraux et végétaux. Thèse de doctorat ès-sciences. 1863, p. 33 et 34.

(2) De Gouvenain. Recherches sur la composition chimique des eaux thermominérales de Vichy. 1873.

(3) Truchot. Note sur le dosage de la lithine dans les eaux minérales, par la spectroscopie. 1874.

(4) A. Mallat. Recherche et dosage de la lithine dans les eaux minérales de Vichy. Année 1882.

(5) P. Garnaud. Etude sur les dépôts et sédiments des eaux minérales de la Limagne d'Auvergne. 1911.

pharmacie, a fait une étude fort intéressante sur les dépôts des eaux minérales de la Limagne d'Auvergne, mais ses expériences ont été faites simplement à la flamme.

A mon tour, j'ai pensé que la methode de séparation chimique et les procédés si sensibles de l'analyse spectrale, appliqués à l'étude des dépôts et sédiments des eaux minérales du Bassin de Vichy offriraient quelque intérêt.

Le travail que je présente actuellement a été fait exclusivement au spectroscope avec système optique en verre et à l'étincelle d'induction, il est donc limité à la partie visible du spectre de l'extrême violet au rouge extrême. Je l'ai divisé en huit parties :

1° Introduction.

2° Notice historique sur Vichy.

3° Considérations géologiques.

4° Généralités sur les dépôts et sédiments.

5° Traitement chimique de ces dépôts.

6° Spectroscopie et description des appareils.

7° Analyses spectro-chimiques.

8° Conclusions.

Notice historique sur Vichy

Il est généralement admis aujourd'hui que les Aquis Calidis de l'époque gallo-romaine sont l'ancêtre du Vichy du vingtième siècle ; cette opinion est basée sur des considérations géographiques et d'autres documents (Table de Peutinger), sur lesquels je ne puis m'étendre ici.

Vichy fut assurément une des localités gauloises qui tira le plus grand profit de l'invasion romaine. Un pont fut construit sur les ruines de l'ancien ; une grande voie romaine, allant de Lyon à Clermont-Ferrand fut établie, puis des voies secondaires furent tracées, mettant en communication les uns avec les autres les divers quartiers de la ville gallo-romaine. Des groupes d'habitations, des vici (pluriel de vicus, petit bourg), étaient établis le long de ces voies principales et secondaires. Ils étaient séparés les uns des autres par des espaces marécageux ou par des champs cultivés, de telle sorte que, dans son ensemble, la ville occupait, par petites agglomérations, une superficie à peu près égale à celle d'aujour'hui.

La cité thermale atteignit son summum de splendeur pendant l'époque gallo-romaine, mais au fur et à mesure que se développa le christianisme, son importance diminua.

La prospérité commença à décroître en 257 par suite de l'invasion des Germains. L'année 451 marque la fin de l'empire romain et en 475 la période gallo-romaine des eaux minérales de Vichy est terminée.

Pendant le moyen âge, époque obscure qui va durer dix siècles, les eaux de Vichy n'ont plus d'histoire, les Aquis Calidis ont fait place au vici que l'on prononce Vichi et personne ne connaît alors ce pays si florissant six ou sept cents ans plus tôt. Dès le commencement de la Renaissance, vers le milieu du XVe siècle, Vichy reprit son ancienne physionomie de ville d'eau, les visiteurs commencèrent à revenir et à utiliser ses eaux.

Insensiblement, les Aquis Calidis vont devenir le Vichy, tel qu'il est de nos jours, c'est-à-dire la reine des stations thermales françaises.

Considérations géologiques sur le Bassin de Vichy

Le Bassin de Vichy, le pays de Vichy, le pagus vicianensis du moyen âge, dont les Aquis Calidis (Vichy) de l'époque gallo-romaine furent longtemps considérées, à tort, comme le centre, appartient tout entier au massif central.

D'après MM. A. Mallat et Dr J. Cornillon (1) on considère aujourd'hui, à juste titre du reste, que ce pagus vicianensis doit comprendre un ensemble de 15.000 hectares environ, partie Auvergne et partie Bourbonnais, sur lesquels vivent environ 35.000 habitants qui tous sont plus ou moins intéressés à l'existence et à la prospérité des cent soixante et quelques sources d'eaux minérales que les forces naturelles ou la main de l'homme ont là, jusqu'à ce jour, su faire jaillir de la terre.

Politiquement le Bassin de Vichy est situé entre 46° et 46°10' de latitude et entre 1° et 1°10' de longitude est et appartient au département de l'Allier et du Puy-de-Dôme, empruntant aux arrondissements de La Palisse, Gannat et Riom (voir la carte).

A l'heure actuelle, des eaux minérales ne jaillissent dans ce pays qu'à Cusset, Vichy, Bellerive, Saint-Yorre, Abrest et Saint-Sylvestre.

(1) A. Mallat et Dr J. Cornillon. Histoire des eaux minérales de Vichy. Tome II, Paris, p. 14. Steinheil, 1910.

Monsieur Glangeaud (1, 2), professeur de géologie à la Faculté des sciences de Clermont-Ferrand, chargé de la revision de la carte géologique de l'Auvergne, a bien voulu me communiquer ses notes relatives à l'étude géologique du bassin de Vichy. D'après M. Glangeaud, les environs de Vichy et de Saint-Yorre sont constitués par le tertiaire oligocène (dépôts lacustres) et par le quaternaire (dépôts alluviaux), reposant sur un substratum de tufs anciens porphyriques et de schistes dévoniens.

Les tufs porphyriques sont des produits volcaniques provenant des éruptions carbonifères qui ont été particulièrement intenses dans la région en question. On observe d'ailleurs aux environs de Cusset de nombreux filons de microgranulite (3) qui sont les anciennes cheminées d'ascension des volcans de cette époque. Ce substratum ancien est fortement fracturé. Le tertiaire oligocène qui le supporte l'est beaucoup moins.

Néanmoins, c'est par des fractures anciennes, intéressant à la fois les terrains anciens et l'oligocène que sortent les eaux minérales du groupe de Vichy. Les unes apparaissent directement au jour comme celles des Célestins, les autres ont la même origine, mais viennent s'épancher en nappes artésiennes interstratifiées dans des niveaux sableux perméables intercalés dans l'oligocène et c'est là

(1) En dehors de la note ci-dessus voir aussi : Ph. Glangeaud. Les volcans d'Auvergne. Paris, 1907, p. 13, 16, 18, etc.

(2) Marcelin Boule, Ph. Glangeaud, E. Rouchon, A. Vernière. Le Puy-de-Dôme et Vichy. Paris, Masson, 1901

(3) La granulite est une variété de granit dont la texture rappelle celle du grès, elle renferme du quartz bipyramidé qui la distingue surtout du quartz. — La microgranulite est une granulite dont on ne voit la texture qu'au microscope.

LÉGENDE
Chemins de Fer
Routes
Echelle 0 1 2 3 4 5 kil.

1° Est de Paris
1°10'
St Germain des Fossés
Creuzier-le-neuf
Bost
46°
Vendat
Allier Riv.
la montagne verte
la Sauzat
Beauregard
CUSSET
VICHY
Bellerive
Le Vernet
Sichon Riv.
Mont Peyroux
Serbannes
le Bois de l'Chez
Abrest
L'Ardoisière
le Bois
Randenay
Hauterive
les Boisdins
St Yorre
Busset
la Poivrière
Saint-Sylvestre
St Priest
RANDAN
Mariol
Mons
Ris
St Clément de Regnat
Buron R
Dore R.
Chateldon
1° Est de Paris
1°10

Le pays de Vichy

que les sondages vont les chercher à des profondeurs variables suivant les points, ainsi que le montre le croquis ci-dessous.

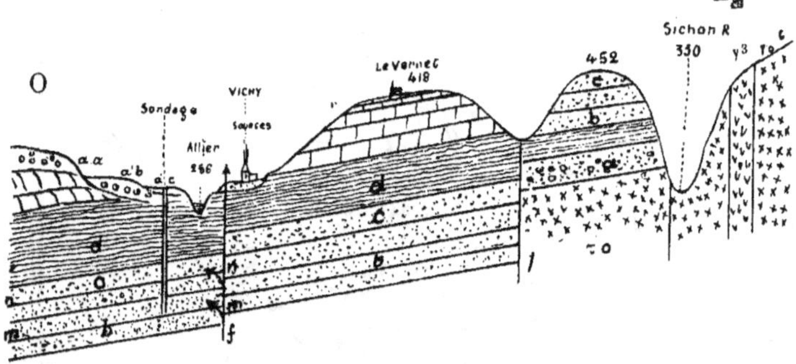

Coupe E O en partie schématique à travers le bassin de Vichy et ses abords, d'après M. Ph. Glangeaud.

Cette coupe montre le morcellement de la région en une série de voussoirs successivement enfoncés de plus en plus des bords du bassin E vers le centre O. Voussoirs limités par des fractures *f*, qui donnent passage à des eaux minérales, parfois thermales. Certaines de ces eaux émergent à la surface, d'autres s'épanchent dans des couches sableuses *m m*, *n n* où des sondages vont les chercher; Io, tufs porphyriques carbonifères avec filons de porphyre γ^3 (micro granulite) ; *a*, poudingues de grivats; *b*, *c* arkoses et argiles sableux avec niveaux sableux (niveaux artésiens) ; *d* marnes à cyprès et à *Nystia* ; *e* calcaire à helix Ramondi ; *a a*, *a' b*, a'' c terrasses alluviales de l'Allier.

Toutes ces eaux offrent comme caractéristique d'être riches en acide carbonique et en bicarbonates surtout en bicarbonate de soude.

Il n'est pas douteux que l'acide carbonique ne provienne de la profondeur et ne résulte du dédoublement et de l'oxydation des carbures.

C'est en partie à la faveur de ce gaz sous pression et à celle de la température élevée que sont dissoutes ensuite les substances minérales existant dans les eaux du groupe de Vichy.

Et comme l'acide carbonique dissout mieux les sels de soude que ceux de potasse, il y a abondance de sels de soude.

Ces eaux ont donc au moins en partie une origine profonde volcanique en quelque sorte, comme toutes celles de la Limagne qui sortent souvent par les mêmes fractures qui ont donné issue aux laves des volcans de cette région et qui possèdent en outre les mêmes caractères chimiques.

Cela confirme la théorie des eaux juvéniles de M. Armand Gautier (1).

M. Anglès D'Auriac (2), ingénieur des mines, qui a étudié à fond la topographie souterraine des couches tertiaires où les eaux minérales de Vichy existent à l'état de nappes, qui de plus a déterminé le sens du cheminement de l'eau minérale, ainsi que la position et l'allure des cassures qui donnent naissance aux sources naturelles de Vichy, adopte, quant à l'origine profonde de l'eau minérale, les théories de M. Armand Gautier ; théories auxquelles

(1) Armand Gautier. Origines, synthèse et diagnose des eaux minérales in crénothérapie, climatothérapie, thalassothérapie. Bibliothèque de thérapeutique de Gilbert et Carnot. Paris, 1910.

(2) Idées de M. Anglès d'Auriac sur la genèse des sources du Bassin de Vichy dans Histoire des Eaux minérales de Vichy par A. Mallat et Dr J. Cornillon, p. 93 à 122. Tome II. Livre VI.

je me range complètement pour les raisons très succinctes, développées ci-dessous et contrairement aux idées émises par MM. Gautrelet et Dr de Lalaubie (1) qui admettent l'origine des eaux minérales de Vichy par infiltrations des eaux pluviales.

La théorie « per descensum » de ces deux auteurs peut se schématiser ainsi : les eaux pluviales du massif des Dômes et des Puys d'Auvergne s'amassent dans les volcans, lacs actuels, et s'en écoulent lentement par des fissures latérales (E.-N.-E.) pour venir se minéraliser : « carboniquement » au contact des gaz sourdant des houillères sub marneuses ou juxta marneuses, et alcalimétriquement au contact du gigantesque dépôt miocène limagnais, pour donner l'ensemble des eaux minérales du Bassin de Vichy.

Il faudrait donc admettre d'après cette théorie : 1° que les volcans-lacs existaient avant le premier jaillissement des eaux minérales qui ont formé jadis le rocher des Célestins ; 2° que les volcans d'Auvergne, antérieurs forcément aux volcans-lacs de MM. E. Gautrelet et Lalaubie, se sont éteints bien avant l'apparition de ce premier jaillissement.

Or, il est généralement et scientifiquement admis que le jaillissement des eaux minérales de Vichy a dû être contemporain de l'activité des volcans d'Auvergne pendant les temps tertiaires (époque miocène), époque à laquelle les volcans-lacs n'existaient pas encore.

(1) E. Gautrelet et Dr H. de Lalaubie. Contribution à l'étude géologique de la formation des Eaux minérales du bassin de Vichy in Revue des Maladies de la nutrition, année 1908, page 359, 417, 418 et 425, 429

Généralités sur les dépôts et sédiments

L'étude des eaux minérales a permis de déceler un certain nombre de métaux ; c'est en les examinant au spectroscope que Bunsen et Kirchhoff (1), professeurs à l'Université de Heidelberg ont découvert en 1860 le cœsium et le rubidium, retrouvés plus tard par Grandeau (2), dans un grand nombre de substances.

Toutes les eaux minérales bicarbonatées froides ou chaudes abandonnent des dépôts, surtout au voisinage de leur point d'émergence et dès qu'elles ont subi le contact de l'air. Il se produit, à ce moment là, un véritable phénomène chimique, une véritable décomposition des eaux. L'acide carbonique, grâce auquel sont dissous tous les carbonates terreux, se dégage ; il en résulte une précipitation de ces sels, tandis que l'eau maintient en solution les nouveaux sels solubles provenant de cette décomposition.

Les dépôts ainsi formés sont de couleur variable et affectent des teintes allant du blanc jaune au rouge brun ; parfois ils ont aussi une couleur verdâtre provenant des conferves qui les recouvrent. Les eaux sulfureuses donnent

(1) Bunsen et Kirchhoff. Poggendorff's Annalen t. CXIII, p. 337.

(2) A. Grandeau. Recherches sur la présence du cœsium et du rubidium dans les eaux naturelles, les minéraux et les végétaux. Paris, 1863. Thèse de doctorat.

naissance à des hyposulfites et à des sulfures, les eaux sulfatées ou séléniteuses donnent au contact des matières organiques une odeur d'hydrogène sulfuré, les eaux ferrugineuses donnent un abondant dépôt de sous-carbonate de fer et d'oxyde de fer; enfin les eaux calcaires abandonnent leur bicarbonate de chaux et forment parfois des dépôts énormes d'aragonite,— tel le rocher des Célestins à Vichy. Certaines substances sont parfois contenues dans les eaux en quantité considérable. M. E. Gautrelet (1), se basant sur une minéralisation de 5 grs par litre en moyenne et estimant à 1000^{m3} le débit total des sources de Vichy, trouve par le calcul que ces eaux donnent 5.000.000 de grammes de sels par jour, soit par an 1.825.000 kilog. Par des considérations analogues, les eaux de La Bourboule abandonneraient 600 kilog. d'arsenic par an.

M. Nivet a étudié la formation des terrains de toute la Limagne et pour lui les terrains calcaires et magnésiens du bassin de Vichy ont été abandonnés par les innombrables sources qui déversaient leurs eaux dans le lac limagnais. Ils ne renferment aucune substance d'origine marine, ils n'ont donc pas pu être déposés par la mer (2). Voici l'explication qu'il en donne : les sels de potasse et de soude, dissous dans les eaux, ont été entraînés dans la mer par les rivières, alors que les carbonates, les phosphates et les silicates de chaux, de magnésie et de fer, privés de

(1) E. Gautrelet et Dr H. de Lalaubie. Contribution à l'étude géologique de la formation des Eaux minérales du bassin de Vichy, in Revue des Maladies de la nutrition. 1908, p. 425 et suivantes.

(2) Nivet. Etude sur les eaux minérales de l'Auvergne et du Bourbonnais, p. 39.

leurs dissolvants naturels, la soude et l'acide carbonique, se sont déposés sur les argiles et les arkoses qui remplissaient déjà le fond du lac et ont affleuré le long de ses bords.

La chaux carbonatée est la base de ces terrains et comme on ne la trouve point sur les montagnes et les plateaux voisins de tout le bassin de Vichy, il est donc impossible qu'ils proviennent des roches cristallisées.

Autrefois comme aujourd'hui les eaux abandonnent de l'aragonite impure, des calcaires magnésiens, siliceux et ferrugineux, mais les silex ne se forment plus.

Ces dépôts varient suivant qu'ils ont reçu le contact de l'air et de la lumière ou qu'ils se sont formés dans des cavités placées à l'abri de ces éléments. M. Nivet (1), a complété ces observations par une étude comparative des analyses des calcaires marneux tertiaires avec les sédiments qui se forment de nos jours.

Lois de Formation des Sédiments et Dépôts

Voici maintenant, d'après Nivet (2), les lois qui régissent la formation des couches successives de carbonates terreux et de silice constituant les travertins récents des eaux minérales du bassin de Vichy :

1° Le dépôt est presque nul, partout où l'eau comprimée ne peut point se séparer de l'acide carbonique.

(1) Nivet. Etude sur les eaux minérales de l'Auvergne et du Bourbonnais, p. 43.

(2) Nivet. Etude sur les eaux minérales de l'Auvergne et du Bourbonnais, p. 26 à 103.

2° La séparation commence aussitôt que le liquide minéral est arrivé au contact de l'air.

3° A une petite distance de la source, le carbonate et l'apocrénate de fer prédominent, le dépôt est rougeâtre, léger, comme boueux.

4° A mesure qu'on s'éloigne du point de sortie, les sels de fer diminuent ; la silice et les carbonates de chaux et de magnésie prédominent de plus en plus, et les dépôts sont blancs et solides.

5° Si la séparation des sels terreux se fait rapidement et sous l'eau, l'incrustation est cristallisée à sa surface et offre une texture fibreuse dans son intérieur comme l'aragonite.

6° La filtration, l'absence de la lumière, la privation d'air athmosphérique rendent les dépôts blancs.

La filtration arrête le carbonate de fer à mesure qu'il se précipite ; le manque d'air empêche le proto-carbonate de fer, qui est blanc, de se colorer en passant à l'état de sesquicarbonate (d'où aragonites blanches) comme le dépôt des Célestins à Vichy et le dépôt des sources du Globe et du Griffon à Hauterive.

D'autre part, Chevreul a montré qu'en précipitant une matière au sein d'une liqueur tenant des sels en dissolution, il y a, par entraînement mécanique, par suite de l'affinité capillaire, emprisonnement des sels dissous dans l'eau. De même, lorsque l'eau minérale arrive à l'air, par suite du départ de l'acide carbonique, il y a une précipitation des sels et ce précipité, qui n'est autre que le dépôt, doit contenir, par entraînement mécanique, les matières de l'eau elle-même.

Je fais allusion ici aux belles expériences de Chevreul et Grandeau (1). C'est en tenant compte de tout ce qui précède que j'ai opéré mes prélèvements qui ont été faits près du dépôt boueux du griffon, puis à une certaine distance, et en y ajoutant, autant que possible, une partie du sédiment pierreux, de façon à avoir dans mon échantillon la totalité des métaux qui se sont précipités à des distances variables.

---

(1) A. Grandeau. Recherches sur la présence du cœsium et du rubidium dans les eaux naturelles, les minéraux et les végétaux. Paris, 1863, Imp. Mallet-Bachelier.

Traitement chimique

Je me suis rapidement rendu compte qu'en observant directement au spectroscope les dépôts naturels, je n'obtenais que des résultats insuffisants. Je me suis donc astreint, toutes les fois que cela a été possible, c'est-à-dire lorsque les dépôts étaient en quantité suffisante, à leur faire subir un traitement chimique.

Certains métaux sont, en effet, à l'état de traces et pour les déceler, j'ai dû opérer un traitement capable de faire dans les précipités un enrichissement suffisant pour obtenir une image spectrale. Je me suis assuré au préalable de la pureté de mes réactifs afin de ne pas introduire dans mes expériences des corps étrangers aux dépôts que j'examinais. Voici la technique que j'ai suivie :

Le dépôt ou résidu est desséché, puis calciné pour détruire les matières organiques, traité ensuite par un excès d'acide chlorhydrique pur pour transformer les carbonates en chlorures. L'addition d'acide doit être faite avec précaution, si l'on veut éviter les pertes, car tous ces dépôts dégagent des torrents d'acide carbonique. Dès que tout dégagement carbonique a cessé, je chauffe légèrement, j'étends d'eau distillée et je filtre sur un filtre sans pli.

En général, le liquide passe clair, du vert au rouge, suivant sa concentration, et il reste sur le filtre un léger résidu composé de silice, de traces de soufre et d'un peu de matières organiques, ainsi que je m'en suis rendu compte. J'ai traité ensuite la liqueur chlorhydrique par les procédés ordinaires de l'analyse chimique :

A. — Précipiter par l'hydrogène sulfuré (agissant longtemps) et laisser reposer. Je n'ai pas obtenu de précipité par H^2S.

B. — Chasser H^2S par l'ébullition, ajouter quelques gouttes d'acide azotique pour peroxyder le fer, porter à l'ébullition, puis traiter par le chlorhydrate d'ammoniaque et l'ammoniaque, ce qui donne un abondant précipité composé surtout de fer. Filtrer.

Pour que l'oxyde de fer $Fe^2\ O^3$ ainsi précipité n'entraîne pas d'autres éléments, il faut le dissoudre dans HCl dilué à 1/10 et faire une deuxième précipitation, on aura alors dans les eaux mères et de lavage du deuxième précipité une grande partie de ce qui aurait pu être entraîné lors de la 1re précipitation.

C. — Traiter la liqueur claire par le sulfhydrate d'ammoniaque et chauffer, le précipité peut contenir du manganèse. Filtrer.

D. — Ajouter au filtrat du carbonate d'ammoniaque et filtrer ; ce précipité contient uniquement les terres.

Rechercher le strontium dans ce précipité qui contient surtout de la chaux. Ajouter de l'acide azotique pour convertir en nitrate, traiter par l'alcool dans lequel le nitrate de strontiane n'est pas soluble. Examiner le résidu laissé par l'alcool, au spectroscope. Cette méthode m'a paru très sensible pour la recherche du strontium.

E. — La liqueur filtrée ne contient plus que les alcalins.

Evaporer à siccité en présence d'acide chlorhydrique et chauffer avec précaution pour volatiliser les sels ammoniacaux.

Dans ce résidu, il peut y avoir du lithium, du magnésium, du potassium, du sodium, du cœsium et du rubidium.

Pour rechercher le lithium, il faut agiter ce résidu avec de l'alcool à 95°, décanter après repos de quelques instants, évaporer l'alcool au BM et examiner dans l'appareil le résidu ainsi obtenu et dissout dans un peu d'acide chlorhydrique dilué ; si le lithium existe, la raie Li α devient alors très intense.

Dissoudre enfin dans l'eau distillée les chlorures insolubles dans l'alcool et les précipiter de leur dissolution par le bichlorure de platine.

La petite quantité de chloroplatinate ainsi obtenue est examinée au spectroscope et peut donner, si ces métaux existent, les raies du potassium, du cœsium et du rubidium.

Je me suis assuré que la recherche spectrale de ces deux derniers métaux, précipités sous cette forme, n'est pas masquée par la présence du potassium. — De plus, un ou deux lavages à l'eau bouillante suffisent pour dissoudre le chloroplatinate de potasse et faire apparaître plus nettement les raies du cœsium et du rubidium.

En général, le traitement chimique est presqu'indispensable, car l'examen direct donne un spectre où les raies du calcium et du fer dominent toutes les autres par leur intensité, c'est ainsi que le lithium, le magnésium et les métaux rares peuvent passer inaperçus.

Enfin, la séparation chimique et l'examen des sels fondus avec self-induction m'ont donné dans certains cas les meilleurs résultats.

Je me suis servi pour toutes mes opérations de calcination, évaporation, dessication, de capsules en aluminite. Ces capsules, inattaquables aux réactifs chimiques, répondent à toutes les exigences au point de vue des changements de température.

Spectroscopie

Analyse spectrale

Une vapeur incandescente émet une lumière qui, analysée par le prisme, fournit un spectre appelé spectre d'émission composé de raies ou de bandes brillantes, se détachant sur un fond plus sombre et caractéristique de la nature chimique de la substance incandescente.

L'étude des spectres d'émission et d'absorption constitue un mode d'analyse appelé analyse spectrale, qui permet de reconnaître et de caractériser avec précision certaines substances en quantités très minimes.

L'analyse spectrale se fait au moyen d'appareils appelés spectroscopes.

Cette méthode d'analyse est d'une sensibilité extrême et pour en donner simplement une idée, je rappelle ici l'expérience classique de Bunsen et Kirchhoff (1) : ces deux savants, en faisant détoner dans une chambre de 60^{m^3} un mélange de trois milligrammes de chlorate de soude et de sucre de lait, virent se colorer en jaune une flamme de gaz, placée à l'autre bout de la pièce et cette coloration dura dix minutes.

(1) G. Salet. Analyse spectrale, p. 101. G. Masson, 1888.

Or, il est facile de calculer qu'il ne passe pas plus de $\frac{1}{20.000.000}$ de milligramme de sel dans les cinquante centimètres cubes qui traversent la lampe de Bunsen en une seconde. Voici, à titre de documents, les quantités minima de substances diverses qui permettent de déceler leur présence dans le spectre :

sodium $= \frac{1}{14.000.000}$ Lithium $= \frac{1}{60.000}$ Ca $= \frac{1}{50.000}$

potassium $= \frac{1}{3000}$ Cœsium $= \frac{1}{25.000}$ Rb $= \frac{1}{7.000}$

La sensibilité de la méthode est encore accrue, lorsqu'au lieu d'une flamme on emploie une source de chaleur très intense, l'étincelle électrique ou l'arc voltaïque.

Les raies sont plus nombreuses, plus brillantes, le spectre plus complet et plus beau. C'est pour cette raison que j'ai choisi pour l'étude spectrale de mes dépôts l'étincelle d'induction dont la température est très élevée.

Spectroscope

Mon spectroscope a été construit par G. Lefebvre, c'est un spectroscope, grand modèle, à vision directe, à prismes d'Amici et à grande dispersion. Contrairement à beaucoup d'appareils, le rouge est situé à droite ; pour aller du rouge au violet, le spectre se déplace donc de gauche à droite. Il se compose : 1° d'un collimateur à objectif, portant une fente mobile avec prisme de comparaison ; 2° d'un prisme P à vision directe, dont on peut au moyen du bouton g amener l'arête réfringente parallèle à la fente F et placer l'image réfléchie du micromètre M à hauteur convenable soit au milieu, soit à la partie supérieure du spectre observé ; 3° d'un oculaire qui n'est autre qu'une lunette astronomique L, mobile autour d'un axe vertical au moyen du bouton B. La mise au point de cette lunette se fait en visant un point à l'infini et en amenant la netteté du point visé au moyen de la vis V (1) ; 4° d'un micromètre M, dont la mise au point se fait par le bouton D ; le bouton E

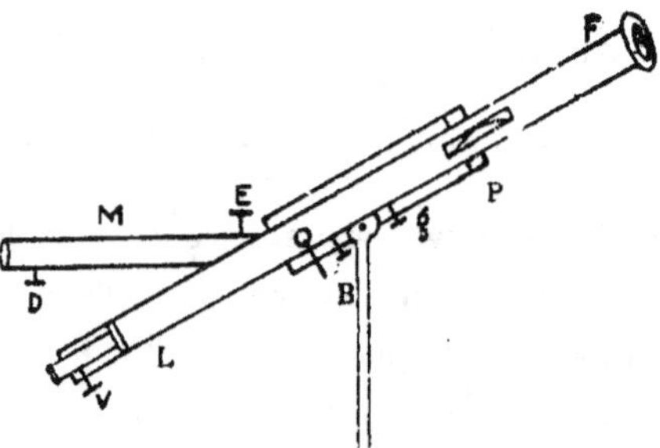

du micromètre permet d'amener la raie jaune du sodium sur une division convenablement choisie du micromètre. On commence par amener la netteté des bords de la fente avec la vis V, ceci fait, on n'a plus à toucher par la suite la partie de cet appareil. Pour l'observation commode des raies, j'ai réglé ma fente à une largeur telle que la raie observée soit égale à 1/3 de l'intervalle du micromètre, intervalle qui est alors divisé en deux parties égales (1) et (2).

Graduation du spectroscope

La dispersion des prismes étant variable, il est absolument nécessaire de construire pour chaque spectroscope

(1) Damieu et Paillot. Traité de manipulations de physique.
(2) L. Bordier. In Manipulations de physique, p. 57.

une courbe représentative des longueurs d'onde, communes mesures qui servent à comparer entre eux deux spectroscopes.

Pour cela, j'ai procédé de la manière suivante : sur une très grande feuille de papier quadrillé au millimètre, j'ai porté en abcisses les divisions du micromètre. J'ai amené ensuite la raie jaune du sodium sur la division 210 de mon micromètre, en réglant, comme je l'ai dit précédemment, la fente pour que la raie jaune soit égale au tiers d'un intervalle. L'appareil ainsi réglé, j'ai cherché expérimentalement à quelles divisions de mon micromètre tombaient certaines raies bien caractérisées, comme les raies provenant des étincelles, éclatant sur des solutions de chlorures de potassium, lithium, sodium, calcium, strontium, etc., ainsi que celles d'un tube à hydrogène dans lequel j'ai fait passer l'étincelle d'induction (tube de Plucker). J'ai pris ensuite une ordonnée proportionnelle à chaque longueur d'onde et en joignant les points obtenus entre eux, j'ai obtenu la courbe de mon appareil (1) (2) (3).

Ayant à rechercher un certain nombre de métaux, j'ai adopté pour la construction de ma courbe une échelle avec des dimensions suffisamment grandes pour éviter la surcharge et la confusion des raies voisines. C'est pour cette raison que j'ai adopté :

2 mill. pour 1 division du micromètre en abcisses.

1 mill. pour $\frac{1}{1.000.000}$ de μ μ pour les λ en ordonnées.

(1) Lecoq de Boisbaudran. Spectres lumineux, pages 21, 22, 23. 1874.

(2) Damien et Paillot. Traité de manipulations de physique, p. 220, 221. 1896.

(3) Salet. Traité élémentaire de spectroscopie, p. 78, 1888.

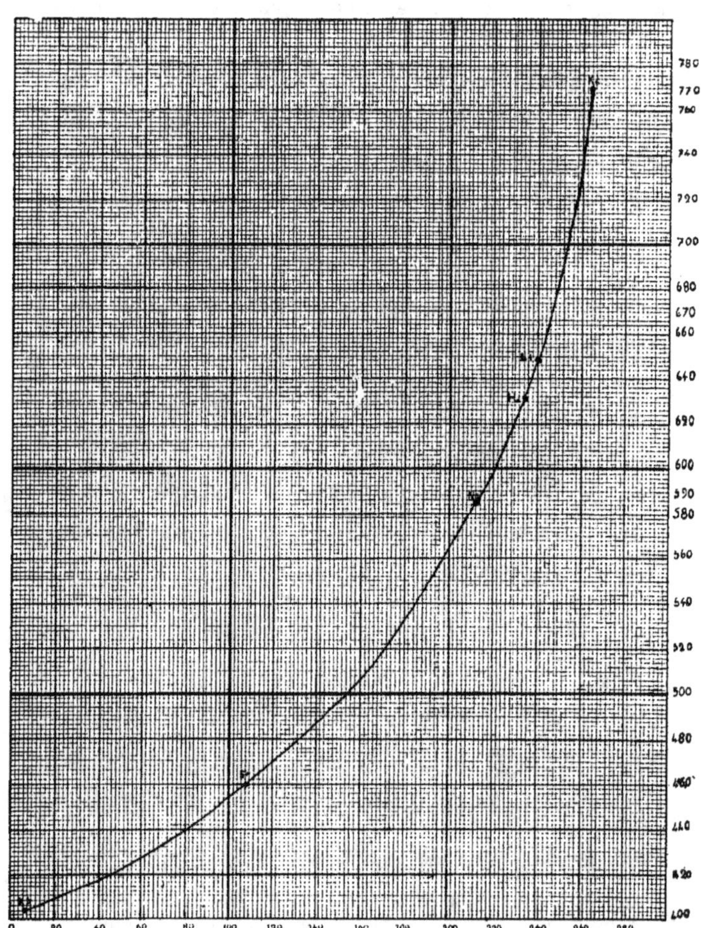

Courbe des longueurs d'onde

par rapport aux divisions micrométriques de mon spectroscope

L'axe des abcisses a été relevé de 400 m/m.

Mon micromètre étant restreint (160 divisions), pour repérer sur toute la longueur du spectre, il me fallait déplacer le micromètre d'une quantité connue et en tenir compte.

Bobine de Ruhmkorff. — La bobine de Ruhmkorff dont je me suis servi est de moyenne grandeur 19 c/m environ, elle a au secondaire 2500^{m} de fil de cuivre de 0 m/m15 de section.

Elle est activée par deux accumulateurs dont la tension est de 8 volts et la capacité de 60 ampères-heure. Au moyen d'un interrupteur à trois plots, je puis renverser à volonté le sens du courant.

Condensateur. — Pour obtenir une étincelle plus courte, plus lumineuse et plus large que celle donnée par la bobine seule, j'ai fait usage d'un condensateur (bouteille de Leyde) dont la capacité est de 420 cm^{3}.

D'autre part, m'inspirant des travaux de MM. Schuster (1) et Hemsalech (2), sur la constitution de l'étincelle électrique, j'ai intercalé dans le circuit de décharge de mon condensateur et toujours dans le secondaire de la bobine de Ruhmkorff une bobine de self, sans noyau métallique. La bobine de self qui a été construite sur mes indications, est munie d'une série de bornes permettant d'augmenter ou de diminuer la self-induction à volonté. Le fil employé pour cette bobine est en cuivre et a 1^{mm}5 de diamètre, il est bien isolé par une couche de caoutchouc vulcanisé sur laquelle s'enroule un ruban caoutchouté ; le diamètre

(1) Schuster et Heursalech. Phil. trans. 193, 189-213. 1899.

(2) Heursalech. Recherches expérimentales sur les spectres d'étincelle. Paris, 1901.

extérieur du fil, isolement compris, est de 3 millim. Le fil a une longueur totale de 150^{m} et une série de bornes permet d'employer une ou plusieurs couches de fil, ensemble ou séparément. Chaque couche correspond à 30^{m} de fil et correspond à une borne.

La bobine a vingt-cinq centimètres de long et le noyau en bois sur lequel le fil est enroulé a 1 c/m 3 de diamètre. Ci-joint le croquis de cette bobine.

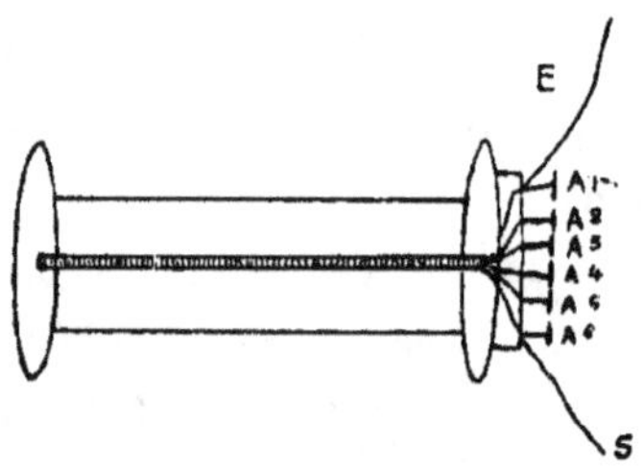

En résumé, j'ai opéré avec des étincelles faiblement condensées et avec self-induction.

Tube spectro-électrique. — Mes expériences ont été faites avec le tube spectro-électrique ou fulgurateur de Delachanal et Mermet (1, (2). Ces tubes sont constitués par des tubes à essais de 10 à 12 centimètres de longueur sur un centimètre de diamètre; à la partie inférieure de ces tubes est monté sur un culot de cuivre un fil de platine de 1/3 de millimètre ; à la partie supérieure, le tube est fermé par un bouchon muni d'une tige, laquelle est elle-même traversée par un conducteur qui aboutit à un fil de platine de même dimension que le premier. Le tube spectro-électrique est fixé sur un support spectro-électrique disposé à cet effet. Le fil positif est amené au-dessus du liquide que le fil négatif touche ou dont il est très voisin. Le conducteur d'où jaillit l'étincelle doit être positif et la sur-

(1) Journal de physique d'Almeida, t. V, p. 10. 1876.
(2) Salet. Traité de spectroscopie, p. 157. 1888.

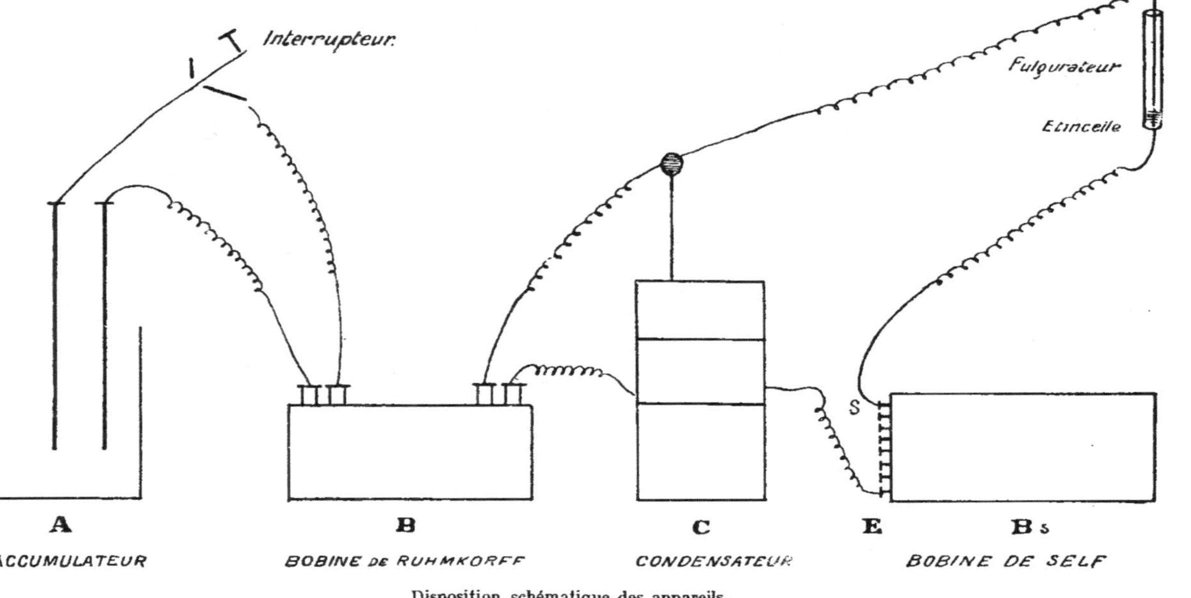

Disposition schématique des appareils.

face liquide négative. L'électrode inférieure ou négative est coiffée d'un tube capillaire, légèrement conique, qui la dépasse d'un millimètre. On verse de la solution jusqu'à la moitié de la hauteur de l'électrode négative. La capillarité l'amène jusqu'à la pointe du tube étroit et y maintient le niveau du liquide au fur et à mesure de sa pulvérisation par l'étincelle. En général, la consommation de la solution est faible, mais elle augmente avec l'espace interpolaire.

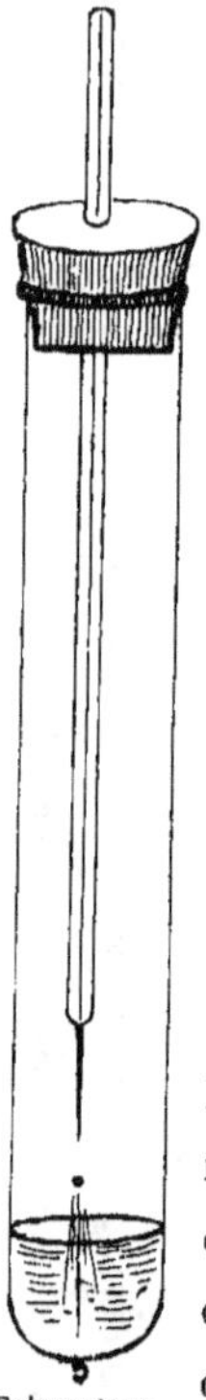

Précautions à prendre

Il arrive souvent que le tube en verre sous l'influence de l'étincelle éclatant dans la solution se recouvre assez souvent de dépôts qui ne sont pas transparents, il se produit alors des absorptions et des dérivations qui rendent l'examen impossible. On peut, dans ce cas, remplir le tube qui doit être alors très petit, cette disposition a encore le défaut de projeter des gouttelettes du liquide contre la fente qui se corrode souvent assez vite. Si l'étincelle éclate trop près du verre, celui-ci est attaqué et il faut tenir compte des raies qu'il peut donner ; telles sont les raies de Na, Ca, Mg, Pb, Fe, métaux qui entrent dans la composition du verre (1).

Fulgurateur de Delachanal

Pour éviter tous ces inconvénients et aussi pour examiner un certain temps des solutions riches en fer, j'ai

(1) Lecoq de Boisbaudran. Spectres lumineux, p. 16. 1878.

imaginé un tube spectro-électrique de dimensions plus grandes et muni d'une fenêtre à laquelle j'ai fait adapter une glace à face plane polie qui empêche les projections sur la fente. De plus, les vapeurs résultant d'un examen un peu long peuvent s'échapper par un tube latéral qu'on peut chauffer au besoin ; le diamètre du t be a près de deux centimètres, ce qui supprime complètement les dérivations sur le verre.

M. de Gramont (1) a proposé récemment, en 1907, pour s'affranchir des raies du platine et du verre, un dispositif où l'étincelle éclate entre deux gouttes du liquide à étudier, amenées l'une au-dessus de l'autre aux extrémités de deux tubes capillaires en silice fondue ; ce système est installé sur un tube à fenêtre avec chambre de dégagement.

Il n'y a pas traces de raies dues aux électrodes quand celles-ci sont en iridium. Presque toujours les raies sont plus nettes dans une étincelle courte que dans une étincelle moyenne.

La solution se dépose assez souvent sur le pôle positif et y forme un dépôt, si on renverse le sens du courant, ce dépôt devient négatif et donne un spectre très vif qui contient parfois des raies nouvelles. Des traces de métaux ont été ainsi découvertes alors qu'elles passaient inaperçues.

Dans certains cas, solutions étendues, on est obligé d'amorcer le spectre ; pour cela on mouille le fil positif avec la solution, ce qui est une excellente précaution,

(1) A. de Gramont. C. R. Acad. des Sciences, 145, 1170. 1907.

ou bien encore on prolonge le passage de l'étincelle.

Lorsque les chlorures à examiner sont susceptibles de fournir des dépôts insolubles, il faut ajouter un peu d'acide chlorhydrique. Si le fond est trop obscur, il faut ouvrir un peu la fente.

Enfin les électrodes se nettoient facilement par un lavage soit à l'acide azotique, soit à l'acide chlorhydrique, soit à l'eau régale faible (1).

Action de l'étincelle d'induction sur les sels fondus

J'ai examiné un grand nombre de mes dépôts (préalablement transformés en chlorures), à l'état de sels fondus. Voici le dispositif que j'ai adopté : les sels fondus étaient placés sur une cuiller en platine, chauffée par une flamme et sur la substance fondue, contenue dans la cuiller, éclatait l'étincelle amenée par un second fil de platine, relié comme la cuiller à un pôle de la bobine.

Par ce procédé, j'ai obtenu des spectres plus riches en raies que celui des dissolutions. Il y a cependant ici aussi certaines précautions à prendre : la substance doit être pâteuse plutôt que trop liquide, elle doit être chauffée d'une façon régulière. On accroît encore l'immobilité de l'étincelle en plaçant le fil extérieur (positif) un peu bas.

On dégage les raies métalliques de celles de l'air (pôle négatif) en diminuant les oscillations de l'interrupteur, où mieux comme je l'ai fait en utilisant la self-induction de la bobine ; ce dernier moyen permet, si la self-induction

(1) Lecoq de Boisbaudran. Spectres lumineux, pages 9, 10, 11.

est forte, de supprimer complètement les raies de l'air.

M. de Gramont (1), qui a imaginé un dispositif analogue à celui ci-dessus décrit et utilisé des self-inductions croissantes, faciles à construire soi-même, a fait une étude des spectres de dissociation, au cours de laquelle il a reconnu que la faible teneur d'un corps dans un composé donné peut se manifester de deux manières différentes :

1° Par un spectre persistant, mais réduit à quelques raies capitales;

2° Par un spectre passager ou irrégulier, dans le cas d'hétérogénéité de la substance et d'éléments mécaniquement interposés.

L'étude des dépôts rentre bien dans ce dernier cas.

L'emploi des self-inductions croissantes permet d'éliminer d'abord les raies de l'air, puis les raies des métalloïdes pour n'avoir plus que les raies des métaux.

Il en résulte une séparation analytique des éléments et une simplification progressive de leurs spectres qui est certainement avantageuse dans les recherches chimiques.

Raies ultimes des spectres de dissociation.

M. de Gramont (2) appelle raies ultimes les raies qui disparaissent les dernières, celles qu'il faudra rechercher tout d'abord pour caractériser les traces d'un corps. Les raies ultimes ne sont pas nécessairement les plus fortes mais bien celles qui résistent à l'intercalation d'une self-induction.

Les raies ultimes sont en général les mêmes que les raies

(1) De Gramont. Analyse spectrale des composés non conducteurs par les sels fondus. 1 broch. Paris, Baudry, 1898 ; Bulletin Soc. Franc. de Min. 21, 1898 ; C. R. Acad. des Sciences 121, 1895 ; 122, 1896 ; 124, 125, 1897 ; 126, 1898 ; Bulletin Sociét. Chim. (3), 17 1897 ; 19, 1898.

(2) A. de Gramont. C. R. Acad. des Sciences, 145, Mai 1907.

persistantes de Hartley (1), dans les solutions (chlorures). Hartley se servait d'électrodes en graphite. Plus récemment MM. Pollok et Léonard (2) ont repris l'étude des solutions métalliques avec des étincelles faiblement condensées avec self-induction et des électrodes en or.

Intensité relative des raies

MM. Lecoq de Boisbaudran (3) et de Gramont (4) ont adopté une échelle à peu près identique pour évaluer les intensités relatives. La voici dans l'ordre décroissant :

Intense
Très forte
Forte
Assez forte
Très bien marquée
Bien marquée
Assez bien marquée
Bien visible
Assez bien visible
Faible
Très faible
A peine faible
Douteuse.

Toujours d'après les mêmes auteurs, voici comment caractériser les raies :

Brillante
Vive
Nette
Fine
Large
Diffuse
Nébuleuse
Bande.

(1) Hartley. Phil. trans, 175, 1884.

(2) Pollok et Léonard. Royal Dublin, Soc. Proc., 11, numéros 17 et 18. Juillet 1907.

(3) Lecoq de Boisbaudran, loc. cit.

(4) De Gramont, loc. cit.

Il est à noter que ces observations ont un caractère relatif et qu'elles varient suivant les expérimentateurs.

Personnellement, j'ai employé la notation de 1 à 10 pour évaluer les intensités relatives des raies, 10 étant l'intensité maxima d'une bande ou d'une raie observée. — Cette manière d'opérer offre plus de commodité et aussi plus de précision.

Etude et Analyses spectrales des dépôts et sédiments des principales Sources du Bassin

Le nombre des Sources, situées dans le bassin de Vichy étant considérable, j'ai divisé la région qui m'occupe en six groupes principaux et dans chaque groupe, j'ai prélevé les dépôts et sédiments qui m'ont paru offrir le plus d'intérêt :

1° Groupe de Vichy (proprement dit).
2° Groupe du Dôme ou D'Abrest (groupe hyperthermal).
3° Groupe d'Hauterive.
4° Groupe de Saint-Sylvestre.
5° Groupe de Saint-Yorre.
6° Groupe de Cusset.

Groupe de Vichy

Le groupe de Vichy comprend des eaux froides, des eaux tempérées et des eaux thermales, que j'ai classées ainsi qu'il suit d'après leur température, prises au robinet de distribution :

Eaux Froides de 10° *à* 20°		*Eaux Tempérées de* 20° *à* 30°	
Source Dubois,	16°.	Source du Parc,	20°8.
Source des Célestins,	16°6.	Source Prunelle,	21°.
Source Larbaud,	18°6.	Source des Etoiles,	21°6.
		Source Lardy,	23°4.
		Source Généreuse,	23°8.
		Source Lucas,	26°7.

Eaux thermales de 30° à 45°

Source Intermittente,	31°4.	Source Boussange,	40°5.
Source de l'Hôpital,	33°.	Source Grande-Grille,	41°4.
Source Chomel,	42°5.		

Eaux froides

Source Dubois

La source Dubois a été appelée successivement : Puits Dubois, Source du puits Dubois et enfin Source Dubois. Elle est située à gauche de la route de Vichy à Nîmes, presqu'en face de la source Lardy.

Sa température est de 16° au robinet de distribution. Elle est située à une profondeur de 27^{m} et elle est amenée par un pompage mécanique au robinet de distribution. Je n'ai trouvé aucun dépôt extérieur, celui que j'ai analysé provient des tuyaux de captage et a été prélevé non loin des griffons de la source. Sa couleur est gris-brun.

Parmentier (1) (1890) qui a analysé cette eau, indique comme métaux trouvés : calcium, potassium, sodium, magnésium, lithium, fer et des traces de cœsium et de rubidium. L'analyse spectroscopique du dépôt m'a donné :

Métaux	Divisions du micromètre	Longueurs d'onde	Intensités
Calcium.......	224	622	9
	192	554	8
	42	422,6	3
Potassium.....	264	768	3
	3	404,5	2
Sodium.......	210	589,2	6
Lithium...s.c. (2)	**240**	**670,7**	**2**
Magnésium.s.c.	**168**	**518,3**	**4**
	167	**517,2**	**3**
	166	**516,7**	**3**
Fer...........	180	532,6	4
	176	526,7	4
	173,5	523,1	4
	150	495,9	3
	146	492,3	3

Source des Célestins

Cette source a été appelée successivement : Fontaine des Pères Célestins, Fontaine des Pougues, Puits des Célestins, La Pleureuse, Anciens Célestins n° 2, Nouveaux Célestins n° 1, Source de la Grotte, Groupe des Célestins etc., et enfin les Célestins. Cette source est située le long de la rive droite de l'Allier, en bas du parc des Célestins ; l'eau des Célestins provient de failles ou de cassures dont la profondeur est inconnue. L'eau est amenée au robinet

(1) A. Mallat et Dr J. Cornillon. Histoire des eaux minérales de Vichy, p. 349 et 350.

(2) L'abréviation s. c. indique que la méthode spectro-chimique a été nécessaire pour décéler les métaux ainsi marqués.

de distribution par un pompage électrique continu, sa température est de 16°6.

Actuellement, les différentes sources spéciales ont été réunies et il n'y a plus qu'une eau aux Célestins : l'eau des Célestins, provenant d'un groupe de griffons bien déterminés : les Célestins. Voici à titre de documents, le nom de ces griffons : anciens Célestins n° 2 ou source de 1870 ; nouveaux Célestins n° 2 ou de la Grotte ; source de 1896 ; source de 1896 *bis* ; source de la Grotte *bis* ; source de 1870 *bis*.

Malgré l'extrême obligeance, de M. l'ingénieur D'Haine, je n'ai pu prélever le dépôt fourni par l'eau actuelle, la vasque se trouvant sous une immense cloche en verre très délicate à enlever.

Rocher des Célestins

Le Rocher des Célestins commence à l'ancien Périment, à l'endroit où, avant que cette « boire » ait été comblée, pointaient dans l'eau ses strates verticales. Il se termine avant la rue de la Porte Verrier, sous la maison Gravier du Mousseaux, maison qui est entièrement construite sur lui. Sa longueur totale est de 346^{m} environ, son épaisseur varie suivant les endroits de 20^{m} à 50^{m} environ.

C'est en 1820 que P. Berthier et C. Puvis (1), ingénieurs au corps royal des Mines émirent les premiers l'idée que « le promontoire, appelé Rocher des Célestins » n'était pas le terrain générateur de ces eaux minérales, mais au contraire, n'en était que le produit,

(1) Berthier et Puvis. Notice sur les eaux minérales et thermales de Vichy. Annales des mines, t. V, 1820, p. 418.

et, par conséquent, résultait de leurs dépôts successifs.

Longchamps (1), en 1825, les géologues anglais Ch. Lyell (2) et Roderick Murchison en 1827, Lecoq en 1836 (3), Viquesnel (4) en 1842, l'ingénieur des mines Boulanger (5) en 1844 ; Bouquet (6) en 1855, Voisin (7) en 1879, étudièrent ce travertin et cherchèrent à déterminer la direction et le sens primitif de ses différentes couches. Il est admis aujourd'hui (surtout depuis les fouilles que l'ingénieur Guérin a fait pratiquer devant ce travertin) que ce rocher est un dépôt tertiaire, formé en couches horizontales par les eaux minérales, qu'il a mis à se concréter des milliers d'années et qu'à la suite d'érosions continues, dues aux eaux du fleuve voisin, il s'est brisé par à-coups en plusieurs de ses points ; n'étant plus en équilibre stable il a, alors, par portions successives et inégales, basculé dans le vide. Ceci explique pourquoi on trouve en de nombreux endroits des strates verticales. Bouquet (8) 1855 qui a analysé ce travertin donne comme métaux : calcium, magnésium, strontium, fer et manganèse.

J'ai retrouvé par la méthode que j'ai indiquée les

(1) M. Lonchamps. Analyse des eaux minérales et thermales de Vichy. Paris, 1825.

(2) Ch. Lyell. Principes of geology, t. III, p. 233. London, 1833.

(3) H. Lecoq. Vichy et ses environs. Clermont, 1836, p. 42.

(4) Viquesnel. Notes sur les environs de Vichy-Allier. Bulletin de la société géologique de France, 1re série. Tome XIV, 1842-43, p. 152 et suivantes.

(5) Boulanger. Statistique géologique et minéralogique du département de l'Allier (Moulins, 1844).

(6) Bouquet. Histoire chimique des eaux minérales de Vichy. 1855.

(7) Voisin. Mémoire sur les sources minérales de Vichy et des environs. Paris, 1879, p. 51.

(8) J. Bouquet. Histoire chimique des eaux minérales de Vichy, Cusset, tome Ier, p. Paris, 1855.

mêmes métaux plus le potassium et le sodium et enfin le lithium qui avait échappé à Bouquet.

L'analyse spectrale que j'ai faite, a décelé :

	Divisions du micromètre	Longueurs d'onde	Intensité
Calcium	224	622	10
	192	554	8
	42	422,6	4
Potassium	264	768	3
	3	404,5	2
Sodium	210	589,2	4
Lithium....s.c.	**240**	**670,7**	**3**
Magnésium.s.c.	**168**	**518,3**	**4**
	167	**517,2**	3
	166	**516,7**	**3**
Strontium..s.c.	**228**	**636,4**	**4**
	216,5	**604,5**	**5**
	109	**460,5**	**3**
Manganèse.s.c.	**136**	**482,3**	**4**
	132	**478,3**	**3**
	128	**475,5**	**3**
Fer........s.c.	**180**	**532,6**	**5**
	176	**526,7**	**5**
	173,5	**523,1**	**5**
	150	**495,9**	**2**
	146	**492,3**	**2**

Source Larbaud

Cette source a été appelée successivement source des Longues Vignes, source Larbaud et Mercier et enfin source Larbaud, elle se trouve sur la gauche du Boulevard National, tout près des Célestins. Le puits a une profondeur de 137^{m}86, l'eau arrive naturellement à la vasque sans être pompée et sa température est de 18°6. Le dépôt est rouge-brun et a été prélevé à la vasque ; en 1859, Ossian Henry (1) indique, comme métaux trouvés : calcium, potassium, sodium, magnésium, fer, et en plus, lithium et manganèse (indosables).

(1) Ossian Henry. Rapport à l'Académie de Médecine du 15 novembre **1859**.

Dans le spectroscope j'ai observé les raies suivantes :

	Divisions du micromètre	Longueurs d'onde	Intensité
Calcium.......	224	622	7
	192	554	6
	42	422,6	4
Potassium.....	264	768	4
	3	404,5	2
Sodium	210	589,2	6
Lithium... s. c.	**240**	**670,7**	**3**
Magnésium s. c.	**168**	**518,3**	**3**
	167	**517,2**	**2**
	166	**516,7**	**2**
Strontium. s. c.	**228**	**636,4**	**3**
	216,5	**604,5**	**4**
	109	**460,5**	**2**
Fer...........	180	532,6	6
	176	526,7	6
	173,5	523,1	6
	150	495,9	5
	146	492,3	5

Eaux tempérées

Source du Parc

La Source du Parc a été appelée successivement : puits Brosson, source Brosson, et enfin source du Parc ; elle se trouve sur le parc où elle est abritée par un kiosque. Sa température est de 20°8, la profondeur du puits est de 47^{m}, elle arrive naturellement sans être pompée. Je n'ai pu, à regret, me procurer du dépôt de cette source qui est peu près inutilisée.

L'eau de cette source contient d'après l'analyse de M. Wilm (1) 1883 : du calcium, du potassium, du sodium,

(1) Wilm. Recueil des travaux du comité consultatif d'hygiène de France p. 417, tome XI.

du lithium, du magnésium et du fer (traces de strontium et de manganèse).

Source Prunelle

La source Prunelle a été successivement désignée sous les noms de : Puits Larbaud, Puits Prunelle et enfin Source Prunelle ; elle se trouve au coin de la rue Montaret et de la place Lucas, en face de l'hôpital militaire de Vichy. Le puits a une profondeur de 10^{m}50 ; l'eau est amenée au robinet de distribution publique par une pompe à bras. Sa température est de 21°. Grâce à l'amabilité de M. Voldoire, j'ai pu obtenir un dépôt qui a été prélevé dans les tuyaux de conduite ; ce dépôt est difficile à obtenir, sa couleur est gris blanc.

L'analyse chimique faite par Bouis en 1875 (1), indique les métaux suivants : calcium, potassium, sodium, fer ; j'ai trouvé par l'analyse spectrale au dépôt :

Métaux	Divisions du micromètre	Longueurs d'onde	Intensités
	224	622	9
Calcium.......	192	554	7
	42	422,6	2
Potassium.....	264	768	4
	3	404,5	3
Sodium.......	210	589,2	7
Lithium....s.c	**240**	**670,7**	**3**
	168	**518,3**	**3**
Magnésium .s.c.	**167**	**517,2**	**2**
	166	**516,7**	**2**
	180	**532,6**	**3**
	176	**526,7**	**3**
Fer..... ..s.c.	**173,5**	**523,1**	**3**
	150	**495,9**	**2**
	146	**492,3**	**2**

(1) Publiée par l'Académie nationale de médecine dans son rapport officiel, séance du 9 novembre 1875.

Source des Etoiles

Cette source n'a jamais eu d'autre nom ; elle se trouve sur la droite de la route de Vichy à Thiers, à la sortie de Vichy. Le forage a une profondeur de 102ᵐ et la source jaillit naturellement au milieu d'une vasque. La température de l'eau est de 21°6.

Le dépôt a été prélevé autour de la vasque et dans le canal d'écoulement, sa couleur est brun-grenat. L'analyse chimique de l'eau faite par Parmentier (1) indique les métaux suivants : calcium, potassium, sodium, lithium, magnésium, fer, traces de manganèse. Par l'analyse spectrale du dépôt j'ai trouvé :

Métaux	Divisions du micromètre	Longueurs d'onde	Intensités
Calcium	224	622	8
	192	554	7
	42	422,6	3
Potassium	264	768	3
	3	404,5	2
Sodium	210	589,2	5
Lithium....s.c.	**240**	**670,7**	**3**
Magnésium.s.c.	**168**	**518,3**	**3**
	167	**517,2**	**2**
	166	**516,7**	**2**
Fer	180	532,6	4
	176	526,7	4
	173,50	523,1	4
	150	495,9	3
	146	492,3	3

Source Généreuse

Cette source n'a jamais eu d'autre nom, elle se trouve à proximité de la source des Etoiles et du même côté de la

(1) Rapport du 1ᵉʳ mai 1894. Bulletin de l'Académie de médecine. Analyse de Parmentier.

route de Vichy à Thiers. Le forage a une profondeur de 102m60 et l'eau minérale jaillit naturellement au milieu de la vasque, sa température est de 23°8. Le dépôt est brun foncé, il a été prélevé autour de la vasque et dans le canal où l'eau s'écoule.

M. Friedel (1) ingénieur des mines à Saint-Etienne, a analysé cette eau et a trouvé : calcium, potassium, sodium, lithium, magnésium, fer et des traces de manganèse.

L'examen spectroscopique du dépôt m'a fait reconnaître :

Métaux	Divisions du micromètre	Longueurs d'onde	Intensités
Calcium	224	622	8
	192	554	7
	42	422,6	3
Potassium	264	768	3
	3	404,5	2
Sodium	210	589,2	5
Lithium ... s. c.	**240**	**670,7**	**3**
Magnésium s. c.	**168**	**518,3**	**3**
	167	**517,2**	**2**
	166	**516,7**	**2**
Strontium. s. c.	**228**	**636,4**	**2**
	216,5	**604,5**	**3**
	109	**460,5**	**1**
Fer	180	532,6	5
	176	526,7	5
	173,5	523,1	5
	150	495,9	4
	146	492,3	4

Source Lardy

Cette source a été successivement désignée par les noms suivants : Puits de l'enclos des Célestins, Nouvelle source des Célestins, Source Lardy des Célestins, Puits Lardy, Source Lardy, Thé de Vichy et enfin source Lardy. Elle

(1) Archives du Ministère de l'Intérieur. Direction de l'hygiène et de l'assistance publiques.

est située route de Nîmes prolongée, à droite de la route lorsqu'on quitte Vichy. La profondeur du puits est de 148m50, la température de l'eau au robinet de distribution est de 23°4 ; l'eau arrive naturellement sans être pompée, son débit est de 9m³6 par 24 heures. L'analyse chimique de cette eau a été faite par M. Wilm (1) en 1881 et publiée en 1883 ; il a trouvé : calcium, potassium, sodium, lithium, magnésium, fer (traces de strontium, cœsium et rubidium). Le dépôt prélevé à la vasque et dans la rigole d'écoulement est rouge brun, il a fourni à l'analyse spectrale les raies suivantes :

Métaux	Divisions du micromètre	Longueurs d'onde	Intensités
Calcium	224	622	9
	192	554	8
	42	422,6	3
Potassium	264	768	3
	3	404,5	2
Sodium	210	589,2	6
Lithium .. s. c[1].	**240**	**670,7**	**4**
Magnésium s. c.	**168**	**518,3**	**3**
	167	**517,2**	**2**
	166	**516,7**	**2**
Fer...........	180	532,6	3
	176	526,7	3
	173,5	523,1	3
	150	495,9	1
	146	492,3	1

Source Lucas

Cette source a été successivement appelée : Les Bouillettes-Petits, Boulets Quarrez, Fontaine Garnier, Fontaine Sornin, Fontaine des Acacias, source des Galeux et enfin source Lucas.

(1) Wilm. Recueil des travaux du Comité consultatif de France, p. 415 et 417. 1883.

Elle est située au pavillon des sources où elle est amenée par un pompage électrique continu. La profondeur du puits est inconnue. La température de l'eau au robinet de distribution est de 26°7, le débit de la source est de 33m³56 par 24 heures. Le dépôt a été prélevé à la tuyauterie d'amenée à la vasque, il n'a pour ainsi dire pas subi le contact de l'air, il est entièrement blanc.

L'analyse de l'eau de cette source a été faite en 1881 par Wilm (1) qui a trouvé : calcium, potassium, sodium, lithium, magnésium, fer (traces de cœsium, rubidium et de manganèse). Les raies suivantes ont été observées au spectroscope :

Métaux	Divisions du micromètre	Longueurs d'onde	Intensités
Calcium.......	224	622	7
	192	554	6
	42	422,6	2
Potassium.....	264	768	4
	3	404,5	3
Sodium.......	210	589,2	6
Lithium....s.c.	**240**	**670,7**	**4**
Magnésium.s.c.	**168**	**518,3**	**3**
	167	**517,2**	**2**
	166	**516,7**	**2**

(1) Wilm. Recueil des travaux du Comité consultatif de France, p. 414 et 416.

Eaux thermales

Source intermittente

La source intermittente a été appelée : Puits foré de Vesse, source du Pré Salé.

Cette source est située à 100^{m} environ du pont de Vichy à l'intersection des routes de Randan et de Gannat, elle jaillit par intervalles irréguliers et assez éloignés. Au moment du jaillissement, l'eau monte par saccades en flocons de neige et atteint jusqu'à sept mètres de hauteur. La quantité d'acide carbonique qui se dégage à ce moment est tellement considérable que le jaillissement tout entier est blanc de neige. Je rappelle ici que les théories des sources intermittentes sont au nombre de trois :

1° Celle des vases communiquants.

2° Celle des siphons.

3° Celle des geysers.

Dans les deux premiers cas, le jet serait absolument régulier, à la montée comme à la descente ; seule la théorie geysérienne doit être appliquée à cette source et explique les poussées absolument irrégulières de ce phénomène si curieux. La température de l'eau est de 29° à 30°, elle est invariable toute l'année. Le dépôt que j'ai prélevé a été pris tout autour du bassin qui reçoit l'eau. Ce dépôt est gris blanc, jaunâtre par endroits.

Wilm (1) qui a fait l'analyse de cette eau a dosé : cal-

(1) Wilm. Recueil des travaux du Comité consultatif de France, p. 415.

cium, potassium, sodium, lithium, magnésium, fer. L'examen spectroscopique du dépôt m'a donné :

Me Métaux	Mi Divisions du micromètre	λ Longueurs d'onde	I Intensités
	224	622	8
Calcium	192	554	7
	42	422,6	2
Potassium	264	768	3
	3	404,5	2
Sodium	210	589,2	6
Lithium ... s. c.	**240**	**670,7**	**2**
	168	**518,8**	**3**
Magnésium . s. c.	**167**	**517.2**	**2**
	166	**516,7**	**2**
	228	**636,4**	**2**
Strontium .. s. c.	**216.5**	**604,5**	**3**
	109	**460,5**	**1**
	180	**532,6**	**2**
	176	**526,7**	**2**
Fer .... s. c.	**178.5**	**523,1**	**2**
	150	**495,9**	**1**
	146	**492,3**	**1**

Source de l'Hôpital

Cette source a été successivement désignée par les noms suivants : Fontaine Quarrée, Gros Boulet, Grand Boulet, Fontaine de l'Hôpital, Source Rosalie, Source l'Hôpital ; elle est située Boulevard de l'Hôpital et est abritée par un kiosque. La profondeur du puits est inconnue, le jaillissement est naturel de temps immémorial et l'eau arrive sans être pompée. La température est de 33° et le débit de $48^{m^3}672$ par 24 heures. Le dépôt est blanc gris, il diffère comme couleur de celui de Chomel et de celui de la Grande Grille, j'en ai prélevé en fin de saison, autour de la vasque et près du canal d'écoulement une quantité suffisante pour faire de nombreux essais.

Wilm (1) a analyse l'eau de l'Hôpital et a indiqué : calcium, potassium, sodium, lithium, magnésium, fer (traces de manganèse, strontium, cœsium et rubidium). L'analyse spectrale du dépôt m'a donné :

Métaux	Divisions du micromètre	Longueurs d'onde	Intensités
Calcium.......	224	622	8
	192	554	7
	42	422,6	2
Potassium.....	264	768	4
	3	404,5	3
Sodium.......	210	589,2	6
Lithium... s. c.	**240**	**670,7**	**3**
Magnésium s. c.	**168**	**518,3**	**2**
	167	**517,2**	**2**
	166	**516,7**	**2**
Strontium. s. c.	**228**	**636,4**	**2**
	216,5	**604,5**	**3**
	109	**460,5**	**1**
Cœsium... s. c.	**107,5**	**459**	**2**
	103	**456**	**2**
Rubidium. s. c.	**39**	**420,2**	**2**
	36	**421,6**	**2**
Fer....... s. c.	**180**	**532,6**	**2**
	176	**526,7**	**2**
	173,5	**523,1**	**2**
	150	**495,9**	**1**
	146	**492,3**	**1**
Manganèse s. c.	**136**	**482,3**	**2**
	132	**478,3**	**1**
	128	**475,5**	**1**

Source Boussange

Cette source est appelée quelquefois Source du Pont de Champ de Cornes, elle est située sur la commune de Bellerive à gauche de la route de Vichy à Gannat, près de l'intersection de la route de Charmeil avec cette route, non loin du pont qui se trouve sur le ruisseau le Briandet.

Sa température est de 40°5 et son débit énorme atteint près de 800 litres à la minute. L'école des mines de Saint-

(1) Wilm. Recueil des travaux du Comité consultatif, p. 416.

Etienne (1) qui a fait l'analyse chimique de cette eau a trouvé : calcium, potassium, sodium, magnésium, strontium, fer. Le dépôt que j'ai recueilli sur plusieurs points du canal d'écoulement a donné au spectroscope les raies suivantes :

Métaux	Divisions du micromètre	Longueurs d'onde	Intensités
Calcium	224	622	8
	192	554	7
	42	422,6	3
Potassium	264	768	4
	3	404,5	3
Sodium	210	589,2	6
Lithium... s. c.	**238**	**670,7**	**2**
Magnésium s. c.	**168**	**518,8**	**3**
	167	**517,2**	**2**
	166	**516,7**	**2**
Strontium. s. c.	**228**	**636.4**	**2**
	276	**604.5**	**3**
	109	**460,5**	**1**
Fer	180	532,6	2
	176	526,7	2
	173,5	523,1	2
	150	495,9	1
	146	492,3	1

Source de la Grande Grille

Cette source a été successivement appelée : Bains de Vichy, Puits Rond, Grille de fer, Grande Grille de fer, la Grille, Fontaine de la Grille, source de la Grande Grille, la Grande Grille. Elle se trouve sur le parc au pavillon des sources, elle arrive au robinet de distribution publique sans être pompée, son jaillissement est naturel de temps immémorial et la profondeur du puits inconnue.

La température de l'eau au robinet de distribution est de 41°4 et le débit de 56^{m^3} 830 par 24 heures.

Le dépôt est blanc rougeâtre, chocolaté, très dur, je

(1) Archives du Ministère de l'Intérieur. Direction de l'hygiène et de l'assistance publiques.

l'ai prélevé en fin de saison au moment du nettoyage de la vasque et des conduits d'écoulement et en quantité suffisante pour faire de nombreuses expériences. Wilm (1), en 1883, a analysé cette eau et trouvé : calcium, potassium, sodium, lithium, magnésium, strontium, fer (traces de manganèse, cœsium, rubidium). L'analyse spectrale que j'ai faite du dépôt, a donné :

Métaux	Divisions du micromètre	Longueurs d'onde	Intensités
	224	622	9
Calcium	192	554	8
	42	422,6	3
Potassium	264	768	3
	3	404,5	2
Sodium.......	210	589,2	6
Lithium... s. c.	**240**	**670,7**	**3**
	168	**518,3**	**3**
Magnésium s. c.	**167**	**517,2**	**3**
	166	**516,7**	**3**
	228	**636,4**	**2**
Strontium .s. c.	**216,5**	**604,5**	**3**
	109	**460,5**	**1**
Cœsium... s. c.	**107,5**	**459**	**2**
	103	**456**	**2**
Rubidium .s. c.	**29**	**420,2**	**2**
	36	**421,6**	**2**
	180	**532,6**	**3**
	176	**526,7**	**3**
Fer.......s. c.	**173,5**	**523,1**	**3**
	150	**492,9**	**5**
	146	**492,3**	**2**
	136	**482,3**	**2**
Manganèse .sc.	**132**	**478,3**	**1**
	128	**475,5**	**1**

Source Chomel

Cette source a été successivement appelée : Bains de Vichy, Fontaine des Capucins, Grille de bois, Grand Puits Carré, Réservoir, Puits des douches, Puits Carré, Puits

(1) Wilm. Recueil des travaux du Comité consultatif de France, p. 414.1883.

Chomel et enfin source Chomel. Elle est située sur le parc, au pavillon des sources où elle est amenée au robinet par une pompe électrique ; la profondeur du puits est inconnue.

La température de l'eau au robinet de distribution est de 42°5, son débit de 108$^{m^3}$ par 24 heures. Le dépôt est blanc jaunâtre (café au lait), beaucoup moins rouge que celui de la Grande Grille ; je l'ai prélevé en fin de saison, au moment du nettoyage de la vasque et des conduits d'écoulement, et en quantité suffisante pour faire plusieurs expériences. En 1883, Wilm (1) a analysé cette eau et a trouvé : calcium, potassium, sodium, lithium, magnésium, fer (traces de manganèse, strontium, cœsium, rubidium) ; l'analyse spectrale que j'ai faite du dépôt, m'a décelé :

Métaux	Divisions du micromètre	Longueurs d'onde	Intensités
Calcium.......	224	622	8
	192	554	7
	42	422,6	2
Potassium.....	264	768	5
	3	404,5	4
Sodium.......	210	589,2	6
Lithium....s.c.	**240**	**670,7**	**3**
Magnésium, s.c.	**168**	**518,3**	**3**
	167	**517,2**	**3**
	166	**516,7**	**3**
Strontium..s.c.	**228**	**636,4**	**2**
	216,5	**604,5**	**3**
	109	**460,5**	**1**
Cœsium...s.c.	**107,5**	**459**	**2**
	103	**456**	**2**
Rubidium..s.c.	**39**	**420,2**	**2**
	36	**421,6**	2
Fer..........	180	532,6	2
	176	526,7	2
	173,5	523,1	2
	150	495,9	1
	146	492,3	1
Manganèse, s.c.	**136**	**482**	**2**
	132	**478,3**	**1**
	128	**475,5**	**1**

(1) Wilm. Recueil des travaux du Comité de France consultatif d'hygiène, p. 414. 1883.

Groupe du Dôme ou groupe hyperthermal

J'ai appelé le groupe du Dôme groupe hyperthermal parce qu'il renferme trois sources dont la température dépasse 45° ; une seule source thermale dans ce groupe, la source Gannat qui a une température de 32°.

Toutes les sources de ce groupe sont situées sur la commune d'Abrest, à peu de distance les unes des autres ; pour s'y rendre, on prend la route de Vichy à Hauterive, que l'on suit pendant trois kilomètres on tourne à droite et après avoir parcouru 1200 mètres environ, on arrive aux sources qui sont situées sur un petit mamelon.

Source du Dôme

C'est la première que l'on rencontre en arrivant, c'est aussi la plus chaude de toute la région dont je m'occupe, elle a 61°, il est impossible de maintenir seulement quelques instants la main dans l'eau contenue dans la vasque. Cette source a été captée par M. David de Saint-Etienne en 1898, son débit est de $28^{m^3}800$ par 24 heures. Le dépôt est dur, formé de rognons jaunes rougeâtres. Il a été prélevé à la vasque et dans la rigole d'écoulement. L'analyse officielle de l'eau a été faite à *l'Ecole des mines de Saint-Etienne* (1), elle est délivrée à la source et indique : calcium, potassium,

(1) Archives du Ministère de l'Intérieur. Direction de l'hygiène et de l'assistance publiques.

sodium, magnésium, fer (pas de lithium). L'analyse spectrale du dépôt m'a donné les raies suivantes :

Métaux	Divisions du micromètre	Longueurs d'onde	Intensités
Calcium	224	622	8
	192	554	7
	42	422,6	2
Potassium	264	768	4
	3	404,5	3
Sodium	210	589,2	6
Lithium... s. c.	**240**	**670,7**	**3**
Magnésium s. c.	**168**	**518,3**	**2**
	167	**517,2**	**2**
	166	**516,7**	**2**
Fer	180	532,6	3
	176	526,7	3
	173,5	523,1	3
	150	495,9	2
	146	492,3	2

Source des Lys

Elle est située, non loin de la première, à 300^{m} environ, sa température est de 58°, son débit est un peu moindre que celui de la source du Dôme, 12^{m3}500 par 24 heures. Cette source a été captée en 1900 par M. David de Saint-Etienne, son jaillissement est naturel ; le dépôt est jaune rougeâtre en forme de rognons ayant une grande ressemblance avec ceux de la source du Dôme, mais plus petits ; il a été prélevé tout autour de la vasque en différents endroits et dans la rigole d'écoulement.

L'analyse de cette eau a été faite *à l'Ecole des mines de St-Etienne* (1), celle qui est délivrée à la source comme analyse officielle donne : calcium, potassium, sodium, li-

(1) Archives du Ministère de l'Intérieur. Direction de l'hygiène et de l'assistance publiques.

thium, magnésium, fer. L'analyse spectrale du dépôt m'a donné :

Métaux	Divisions du micromètre	Longueurs d'onde	Intensités
	224	622	9
Calcium........	192	554	8
	42	422,6	3
Potassium......	264	768	3
	3	404,5	2
Sodium........	210	589,2	6
Lithium... s. c.	**240**	**670,7**	**4**
	168	**518,3**	**2**
Magnésium s. c.	**167**	**517,2**	**2**
	166	**516,7**	**2**
	180	532,6	3
	176	526,7	3
Fer............	173,5	523,1	3
	150	495,9	2
	146	492,3	2

Source Cornélie

La source Cornélie est située non loin de la source des Lys et dans la direction de la source Gannat. Elle a été captée en 1901 par M. David de St-Etienne, sa température est de 46° et son débit est également moindre que celui des deux sources précédentes, il n'est plus que de $8^{m^3}640$ par 24 heures. Son jaillissement est naturel, mais son dépôt est très différent comme aspect de celui des sources voisines, il est de couleur grisâtre et à odeur forte et désagréable de substances végétales en décomposition. L'analyse de l'eau a été faite à *St-Etienne, à l'école des mines* (1), et celle qui est délivrée à la source comme analyse officielle indique : calcium, potassium, sodium, lithium, magnésium, fer.

(1) Archives du Ministère de l'Intérieur. Direction de l'hygiène et de l'assistance publiques.

Le spectroscope m'a permis de déceler dans le dépôt prélevé à la vasque et dans le conduit d'écoulement :

Métaux	Dimension du micromètre	Longueurs d'onde	Intensités
Calcium	224	622	8
	192	554	7
	42	422,6	3
Potassium	264	768	3
	3	404,5	2
Sodium	210	589,2	5
Lithium .... s.c.	**240**	**670,7**	**3**
Magnésium .s.c.	**168**	**518,3**	**2**
	167	**517,2**	**2**
	166	**516,7**	**2**
Fer	180	532,6	2
	176	526,7	2
	173,5	523,1	2
	150	495,9	1
	146	492,3	1

Source Gannat

La source Gannat est située à huit cents mètres environ, à vol d'oiseau, de la source Cornélie, on peut s'y rendre en partant de cette dernière au moyen d'un sentier qui coupe à travers champs, mais un chemin spécial permet d'y arriver en partant de la route de Vichy à Hauterive ; la source Gannat se trouve à La Tour commune d'Abrest, d'où son nom Source Gannat de Vichy la Tour; le forage l'a rencontrée à 103^{m} de profondeur et sa température est de 32°. La comparaison de la coupe géologique de la source Gannat avec celle de la Source de l'Hôpital et les analyses chimiques permettent d'établir la communauté d'origine entre ces deux sources. Le débit de la source est de 8$^{m^3}$640 par 24 heures. Le dépôt a été prélevé autour de la vasque et dans la conduite d'écoulement, il est rouge brun.

L'analyse chimique de cette eau a été faite par M. A. Houdé (1) de Paris qui a trouvé : calcium, potassium, sodium, lithium, magnésium, fer (traces de manganèse, fer).

L'analyse spectrale du dépôt m'a donné :

Métaux	Divisions du micromètre	Longueurs d'onde	Intensités
Calcium.......	224	622	8
	192	554	7
	42	422,6	2
Potassium.....	264	768	4
	3	404,5	3
Sodium........	210	589,2	6
Lithium .. .s.c.	**240**	**670,7**	**4**
Magnésium .s.c.	**168**	**518,3**	**1**
	167	**517,2**	**1**
	166	**516,7**	**1**
Strontium . s. c.	**228**	**636,4**	**2**
	216,5	**604,5**	**3**
	109	**460,5**	**1**
Fer...........	180	532,6	3
	176	526,7	3
	173,5	523,1	3
	150	495,9	2
	146	492,3	2

Groupe d'Hauterive

Pour se rendre aux sources d'Hauterive en partant de Vichy, on tourne à gauche immédiatement après avoir traversé le pont de Vichy, la route longe la rive gauche de l'Allier à quelques centaines de mètres et les sources se trouvent à gauche et à droite de la route, à six kilomètres

(1) Archives du Ministère de l'Intérieur. Direction de l'hygiène et de l'assistance publiques.

de Vichy. Le croquis ci-joint indique l'emplacement des sources ; j'ai prélevé des dépôts :

1° A la source du Globe.
2° A la source du Griffon.
3° A la source Trianon.
4° A la source du Hammam.
5° A la source Amélie.
6° A Hauterive-Etat.
7° A la source St-Ange.

Toutes ces sources sont froides et leur température ne dépasse pas 18°. Des forages récents, exécutés en 1900 dans la région Nord d'Hauterive ont démontré, sans conteste possible, l'existence de plusieurs nappes hydrominérales séparées entre elles par des argiles rouges dans des

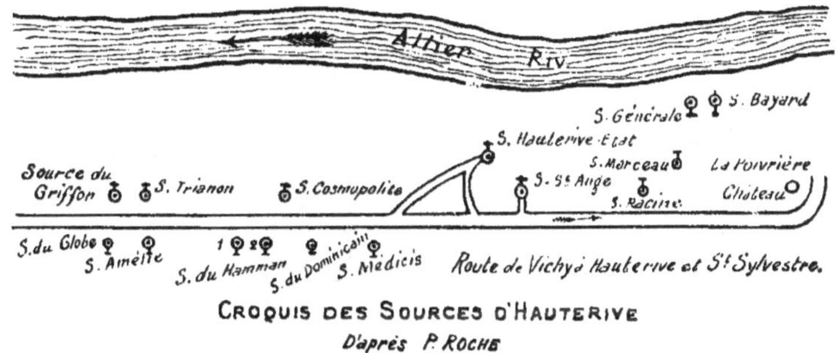

CROQUIS DES SOURCES D'HAUTERIVE
D'après P. ROCHE

conditions tout à fait comparables à celles de la formation de St-Yorre. C'est ainsi qu'un premier niveau alimente la source Amélie à 58^{m}, la source du Globe à 61^{m}, la source Médicis à 59^{m} ; un deuxième niveau alimente la source Trianon à 75^{m}, la source du Hammam à 76^{m} ; un 3e niveau a alimenté la source Desmaroux à 91^{m}, etc. La source Desmaroux n'existe plus actuellement.

Source du Globe et source Amélie

L'analyse chimique qui a permis à l'Etat et à l'académie de médecine de donner l'autorisation et dont je n'ai pu trouver l'auteur, indique : calcium, potassium, sodium, magnésium, lithium, fer.

Les dépôts ont été prélevés dans la vasque et autour de la vasque où s'étalent de nombreuses stalactites blanches et rouges. L'analyse spectrale m'a donné les raies suivantes :

Métaux	Dimensions du micromètre	Longueurs d'onde	Intensités
	224	622	7
Calcium.......	192	554	6
	42	422,6	1
Potassium.....	264	768	3
	3	404,5	2
Sodium.......	210	589,2	5
Lithium... s. c.	240	**670,7**	**3**
	168	**518,3**	**2**
Magnésium s. c.	**167**	**517,2**	**2**
	166	**516,7**	**2**
Strontium s. c.	**228**	**636,4**	**2**
manque dans la	**216,5**	**604,5**	**3**
source Amélie	**109**	**460,5**	**1**
	180	532,6	4
	176	526,7	4
Fer...........	173,5	523,1	4
	150	495,9	3
	146	492,3	

Source du Griffon et source Trianon

Les dépôts de ces sources ont été prélevés dans les vasques et autour des vasques où s'étalent surtout pour la source du Griffon de nombreuses stalactites d'un blanc ocreux.

Les analyses chimiques de ces 2 sources du Griffon ont été

faites par M. Tauzin (1), directeur de l'Ecole des mines de Saint-Etienne et par M. Etienne (2), ingénieur des mines. L'analyse chimique indique : calcium, potassium, sodium, lithium, magnésium, fer. Le lithium n'a pas été signalé dans l'analyse chimique de la source du Griffon, je l'ai décelé d'une façon indiscutable au spectroscope dans le dépôt. Voici les résultats spectroscopiques que j'ai obtenus sur les 2 dépôts :

Métaux	Divisions du micromètre	Longueurs d'onde	Intensités
Calcium.......	224	622	8
	192	554	7
	42	422	2
Potassium.....	264	468,6	3
	3	404,5	2
Sodium.......	210	589,2	5
Lithium... s. c.	**240**	**670,7**	**8**
Magnésium s. c.	**168**	**518,8**	**2**
	167	**517,2**	**2**
	166	**516,7**	**2**
Fer...........	180	532,6	4
	176	526,7	4
	173,5	523,1	4
	150	495,9	3
	146	492,3	3

Source du Hamman (1 et 2)

L'analyse chimique dont je n'ai pu trouver le nom de l'auteur donne : calcium, potassium, sodium, magnésium, lithium, fer.

Le dépôt que j'ai prélevé dans la vasque et autour de la vasque est jaune verdâtre ; la couleur verte semble due à la présence de conferves.

(1) (2) Archives du Ministère de l'Intérieur. Direction de l'hygiène et de l'assistance publiques.

L'analyse spectrale a indiqué pour les deux sources 1 et 2 :

Métaux	Divisions du micromètre	Longueurs d'onde	Intensités
Calcium.....	224	622	7
	192	554	6
	42	422,6	1
Potassium.....	264	468	3
	3	404,5	2
Sodium.......	210	589,2	6
Lithium. s. c.	**240**	**670,7**	**4**
Magnésium s. c.	**168**	**518,3**	**2**
	167	**517,2**	**2**
	166	**516,7**	**2**
Fer..........	180	532,6	4
	176	526,7	4
	173,5	523,1	4
	150	495,9	3
	146	492,3	3

Sources Hauterive-Etat et source Saint-Ange

Les dépôts de ces deux sources sont rouge brun, ils ont été prélevés dans la vasque et dans le canal d'écoulement. Le débit de la source Saint-Ange est considérable, 20.000 lit. par jour. L'analyse chimique de la Source Hauterive-Etat a été faite par Wilm (1) qui a dosé : calcium, potassium, sodium, lithium, magnésium, fer ; les mêmes métaux sont signalés dans l'analyse de la source Saint-Ange, faite par l'Ecole des mines; l'analyse spectrale des dépôts de ces deux sources m'a donné :

(1) Wilm. Recueil des travaux du Comité consultatif d'hygiène de France.

Métaux	Divisions du micromètre	Longueurs d'onde	Intensités
Calcium.......	224	622	8
	192	554	7
	42	422,6	2
Potassium.....	264	768	3
	3	404,5	2
Sodium.......	210	589,2	5
Lithium....s.c. existe dans les 3 sources	**240**	**670,7**	**4**
Magnésium.s.c.	**168**	**518,3**	**2**
	167	**517,2**	**2**
	166	**516,7**	**2**
Strontium..s.c. (manque dans St-Ange)	**228**	**636,4**	**2**
	216,5	**604,5**	**3**
	109	**460,5**	**1**
Fer...........	180	532,6	4
	176	526,7	4
	173,5	523,1	4
	150	495,9	3
	146	492,3	3

Groupe de St-Sylvestre

Après Hauterive, la route se dirige sur La Poivrière, dont elle contourne le château pour arriver presqu'en face de St-Yorre, sur la commune de Saint-Sylvestre où se trouvent sur la rive gauche de l'Allier de nombreuses sources. Ces sources sont situées aux graviers de St-Sylvestre à 200^{m} du pont de Saint-Yorre. Ci-joint le croquis de leur emplacement.

Toutes les sources de St-Sylvestre sont des sources froides, elles s'alimentent toutes les unes au-dessous, les autres au-dessus de l'horizon des argiles rouges, rencontrées à des profondeurs variables, de 20^{m} à 32^{m} par les différents forages.

J'ai prélevé des dépôts :

1° A la source La Parfaite.
2° A la source Sully.
3° A la source du Sénat.
4° A la source Chevreul.
5° A la source Clément.
6° Aux sources Berthomier.
7° A la source Alexandra.

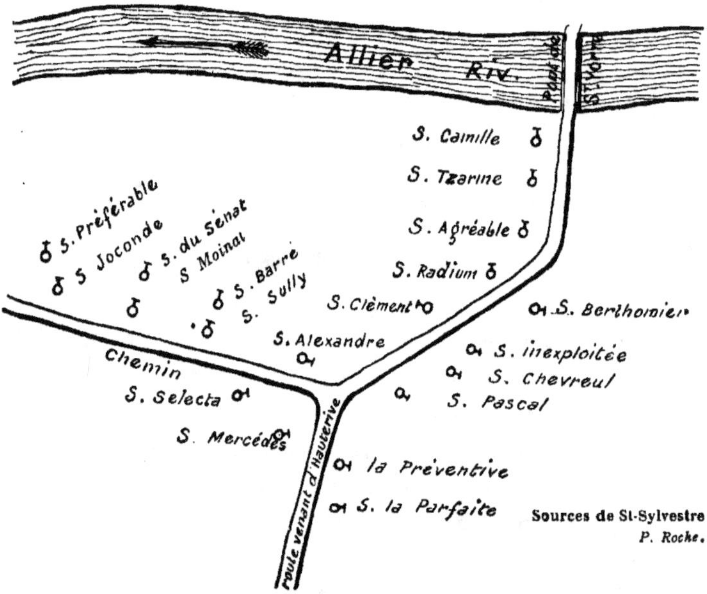

Sources de St-Sylvestre
P. Roche.

Source la Parfaite et Source Sully

M. Chevalier (1), pharmacien à Clermont, a analysé l'eau de ces deux sources, il a trouvé : calcium, potassium, sodium, magnésium, strontium, fer pour la première; calcium, potassium, sodium, magnésium, lithium, fer pour la deuxième. Les dépôts de ces deux sources sont rouge brun foncé, ils ont été prélevés à la vasque et dans la conduite d'écoulement. Leur analyse spectrale a donné :

Métaux	Divisions du micromètre	Longueurs d'onde	Intensités
Calcium.......	224	622	7
	192	554	6
	42	422,6	1
Potassium.....	264	768	3
	3	404,5	2
Sodium.......	210	589,2	5
Lithium....s.c. dans les 2 sourc.	**240**	**670,7**	**8**
Magnésium.s.c.	**168**	**518,8**	**2**
	167	**517,2**	**2**
	166	**516,7**	**2**
Strontium..s.c. manque dans S.-Sully	**228**	**636,4**	**2**
	216,5	**604,5**	**8**
	109	**460,5**	**1**
Fer...........	180	532,6	5
	176	526,7	5
	173,5	523,1	5
	150	495,9	4
	146	492,3	4

Source du Sénat et Source Chevreul

L'analyse qui a servi à l'autorisation de la source du Sénat et dont je n'ai pu trouver trace de l'auteur, indique : calcium, potassium, sodium, magnésium, fer (traces de lithium). L'analyse chimique de la source Chevreul publiée

(1) Archives du Ministère de l'Intérieur. Bureau de l'hygiène et de l'assistance publiques.

dans le bulletin de l'Académie de médecine (1) indique les mêmes métaux, sauf le lithium. Les deux dépôts de ces sources sont rouge brun foncé, ils ont été prélevés à la vasque et dans la rigole qui sert à l'écoulement. Leur analyse spectrale m'a donné :

Métaux	Divisions du micromètre	Longueurs d'onde	Intensités
Calcium.......	224	622	7
	192	554	6
	42	422,6	1
Potassium.....	264	768	3
	3	404,5	2
Sodium.......	210	589,2	5
Lithium....s. c. dans les 2 sourc.	**240**	**670,7**	**2**
Magnésium.s. c.	**168**	**518,8**	**2**
	167	**517,2**	**2**
	166	**516,7**	**2**
Fer...........	180	532,6	5
	176	526,7	5
	173,5	523,1	5
	495,9	495,9	4
	146	492,3	4

Source Clément et Source Alexandra

La source Clément a été analysée par M. Gros, chef du laboratoire municipal de Clermont-Ferrand qui a dosé : calcium, potassium, sodium, magnésium et fer, traces de lithium. Je n'ai trouvé aucune trace de l'analyse de la source Alexandra. L'analyse spectrale m'a permis de déceler dans les deux dépôts pris à la vasque et dans la conduite d'écoulement :

(1) Archives du Ministère de l'Intérieur. Bureau de l'hygiène et de l'assistance publiques.

Métaux	Divisions du micromètre	Longueurs d'onde	Intensités
Calcium........	224	622	7
	192	554	6
	42	422,6	1
Potassium.....	264	768	3
	3	404,5	2
Sodium	210	589,2	5
Lithium s. c.... dans les 2 sourc.	**240**	**670,7**	**8**
Magnésium s.c.	**168**	**518,3**	**2**
	167	**517,2**	**2**
	166	**516,7**	**2**
Fer...........	180	532,6	5
	176	526,7	5
	173,5	523,1	5
	150	495,9	4
	146	492,3	4

Source Berthomier et Source Michel de L'Hôpital

Ces deux sources se trouvent à quelques mètres l'une de l'autre et appartiennent au même propriétaire M. le Dr Berthomier.

Les dépôts fournis par ces sources sont rouge brun foncé, ils ont été prélevés autour des vasques et dans les conduites d'écoulement. L'analyse des deux sources faite au laboratoire de *l'Académie de médecine* (3) indique : calcium, potas-

(3) Archives du Ministère de l'Intérieur. Direction de l'hygiène et de l'assistance publiques.

sium, sodium, magnésium, fer (traces de lithium). L'analyse spectrale des deux dépôts donne les raies suivantes :

Métaux	Divisions du micromètre	Longueurs d'onde	Intensités
Calcium.......	224	622	7
	192	554	6
	42	422,6	1
Potassium.....	264	768	3
	3	404,5	2
Sodium	210	589,2	5
Lithium....sc. présence nette. dans les 2 sourc.	**240**	**670,7**	**3**
Magnésium.s.c.	**168**	**518,3**	**2**
	167	**517,2**	**2**
	166	**516,7**	**2**
Fer...........	180	532,6	5
	176	526,7	5
	173,5	523,1	5
	150	495,9	4
	146	492,3	4

Groupe de St-Yorre

Toutes les eaux de ce groupe sont des eaux froides, les très nombreux forages pratiqués dans cette région rencontrent la nappe à des profondeurs variant de 20^m à 60^m. Il suffit d'examiner une carte des forages de Saint-Yorre pour constater que les cotes de profondeur correspondent à une nappe orientée sensiblement Nord-Sud et plongeant vers l'ouest avec une inclinaison d'environ 4 %.

J'ai prélevé des dépôts aux deux sources Guerrier ; aux sources Larbaud ; à la source Lagoutte véritable ; à la Grande Grotte et à la source du Chalet ; Voir le croquis.

Sources Guerrier : Source Guerrier et source Régente

M. Truchot (1), professeur à Clermont-Ferrand, a analysé la source Guerrier et la source Régente, il a dosé : calcium, potassium, sodium, lithium, magnésium, fer. Le dépôt de la source Guerrier a été prélevé à la vasque qui est couverte et dans la conduite d'écoulement, il est peu abondant et de couleur verte ; celui de la source Régente est brun foncé, il a été prélevé dans les mêmes conditions. L'examen spectroscopique m'a donné pour les dépôts des 2 sources :

Métaux	Divisions du micromètre	Longueurs d'onde	Intensités
Calcium	224	622	7
	192	554	6
	42	422,6	1
Potassium	264	768	3
	3	404,5	2
Sodium	210	589,2	5
Lithium....s.c.	**240**	**670,7**	**3**
Magnésium.s.c.	**168**	**518,3**	**2**
	167	**517,2**	**2**
	166	**516,7**	**2**
Fer	180	532,6	5
	176	526,7	5
	173,5	523,1	5
	150	495,9	4
	146	492,3	4

Sources Larbaud

J'ai fait des prélèvements aux trois sources qui sont situées dans le parc, l'analyse chimique de ces sources a été faite à l'école des mines de Saint-Etienne qui a trouvé : calcium, potassium, sodium, strontium, magnésium, fer (*pas de lithium*). Les trois dépôts ont été prélevés aux vas-

(1) Archives du Ministère de l'Intérieur. Direction de l'hygiène et de l'assistance publiques.

ques et dans les conduits d'écoulement, ils sont en petite quantité en raison des lavages fréquents des vasques ; leur analyse spectrale m'a donné :

Métaux	Divisions du micromètre	Longueurs d'onde	Intensités
Calcium.......	224	622	8
	192	554	7
	42	422,6	2
Potassium.......	264	768	3
	3	404,5	2
Sodium	210	589,2	5
Lithium....s.c. pour les 3 sourc.	**240**	**670,7**	**3**
Magnésium. s. c.	**168**	**518,8**	**2**
	167	**517,2**	**2**
	166	**516,7**	**2**
Fer.	180	532,6	4
	176	526,7	4
	173,5	523,1	4
	150	495,9	3
	146	492,3	3

Comme il y avait discordance sur le lithium entre l'analyse chimique et l'analyse spectrale, j'ai recherché le lithium dans le dépôt des eaux de ces sources, obtenu par Bonjean en 1907 (1) et aussi dans le dépôt de 20 litres que j'ai évaporés, dans les deux cas j'ai vu la raie rouge carmin du lithium de la manière la plus nette.

Source La Goutte véritable et Grande Grotte

L'analyse chimique de la source La Goutte véritable a été faite par M. Parmentier qui a trouvé : calcium, potassium, sodium, magnésium, fer (pas de lithium). L'analyse de la source Grande Grotte a été faite par M. Gautrelet (2) qui en plus des métaux précédents a indiqué le lithium.

(1) M. Bonjean, chef du laboratoire du conseil supérieur d'hygiène de France a obtenu par évaporation de cette eau un dépôt assez considérable dont on a bien voulu me confier une certaine quantité.

(2) Archives du Ministère de l'Intérieur. Direction de l'hygiène et de l'assistance publiques.

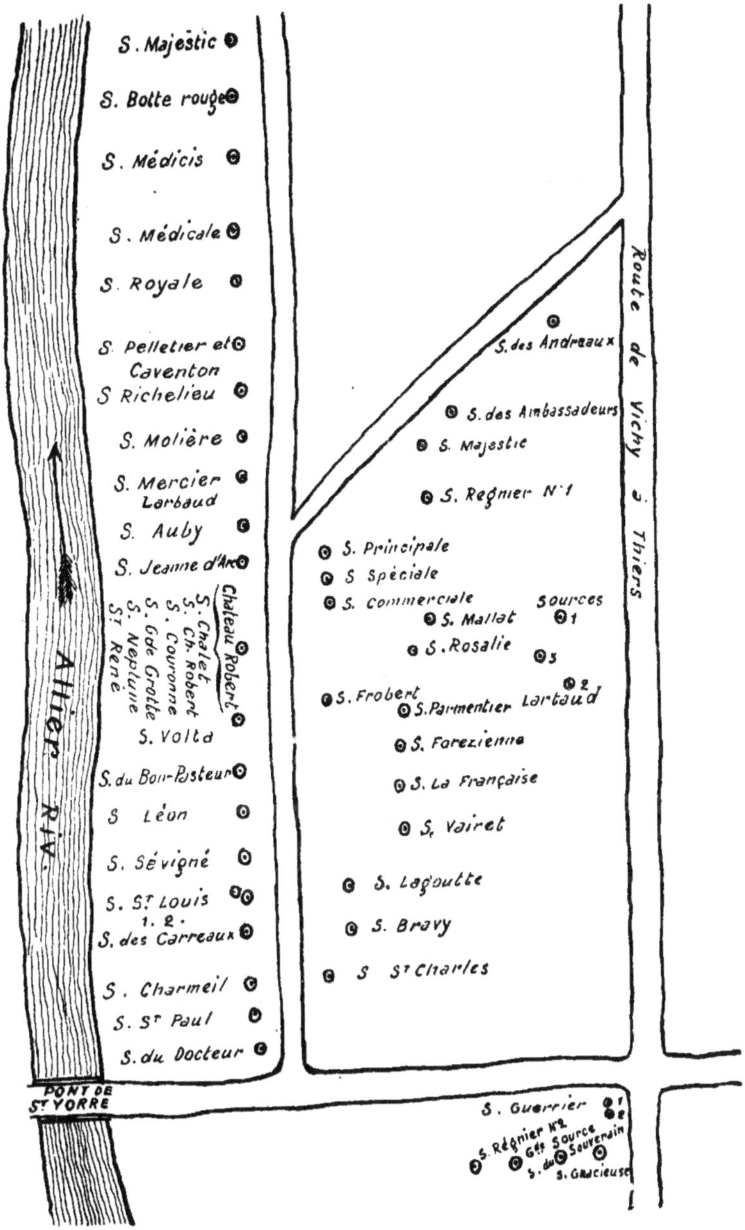

Principales Sources de St-Yorre, d'après P. Roche.

S. Majestic
S. Botte rouge
S. Médicis
S. Médicale
S. Royale
S. Pelletier et Caventon
S Richelieu
S. Molière
S. Mercier Larbaud
S. Auby
S. Jeanne d'Arc
Chateau Robert
S. Chalet
S. Ch. Robert
S. Couronne
S. Gde Grotte
S. Neptune
St René
S. Volta
S. du Bon-Pasteur
S Léon
S. Sévigné
S. St Louis 1. 2.
S. des Carreaux
S. Charmeil
S. St Paul
S. du Docteur
Allier Riv.
PONT DE St YORRE
S. des Andreaux
S. des Ambassadeurs
S. Majestic
S. Regnier N° 1
S. Principale
S Spéciale
S. Commerciale
S. Mallat
S. Rosalie
Sources 1 3 2 Lartaud
S. Frobert
S. Parmentier
S. Forezienne
S. La Française
S. Vairet
S. Lagoutte
S. Bravy
S St Charles
Route de Vichy à Thiers
S. Guerrier 1 2
S. Regnier N° 2
Gde Source
S. du Souverain
S. Gracieuse

Les dépôts que j'ai prélevés dans la vasque et hors la vasque passés au spectroscope m'ont donné :

Métaux	Divisions du micromètre	Longueurs d'onde	Intensités
Calcium.......	224	622	8
	192	554	7
	42	422,6	2
Potassium.....	264	768	3
	3	404,5	2
Sodium.......	210	589,2	5
Lithium....s.c.	**240**	**670,7**	**3**
Magnésium.s.c.	**168**	**518,8**	**2**
	167	**517,2**	**2**
	166	**516,7**	**2**
Fer...........	180	532,6	4
	176	526,7	4
	173,5	523,1	4
	150	495,9	3
	146	492,3	3

La source du Chalet que j'ai également analysée m'a donné des résultats sensiblement identiques, la raie du lithium est très nettement visible.

Groupe de Cusset

Toutes les eaux de ce groupe sont des eaux froides, la plupart sont inexploitées, et il m'a été impossible de prélever aucun dépôt ou sédiment en dehors de la source Tracy. Le croquis ci-joint que j'ai relevé montre l'emplacement des sources minérales de Cusset. La source Mesdames est située, à peu près à égale distance des deux villes, à gauche de la route de Vichy à Cusset ; une canalisation spéciale conduit l'eau minérale au pavillon des Sources de Vichy où elle est distribuée aux malades. En raison de l'installation, je n'ai pu prélever à la source Mesdames aucun dépôt ni à Cusset ni à Vichy.

La source Tracy est située sur le cours Tracy à Cusset, c'est la seule source de ce groupe où j'ai pu effectuer à la vasque un prélèvement convenable du dépôt.

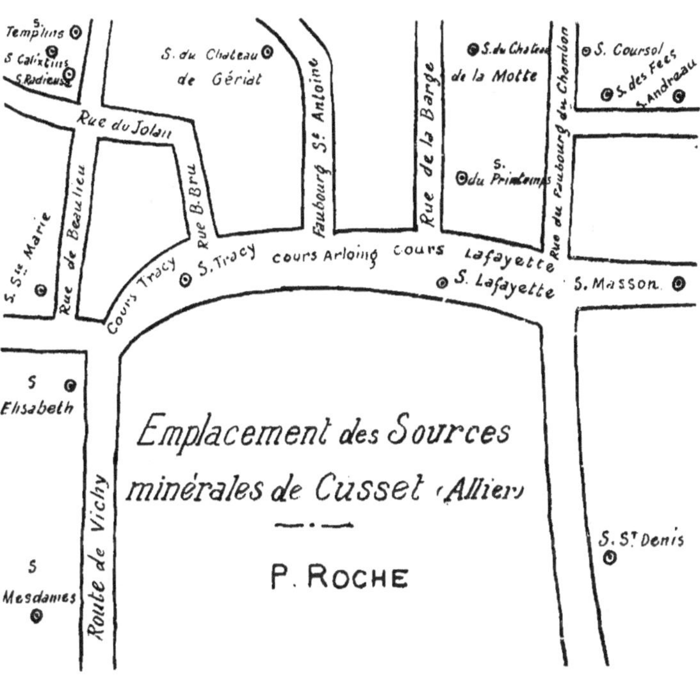

L'analyse chimique a été faite par O. Henry (1) qui indique dans cette eau : calcium, potassium, sodium, ma-

(1) Archives du Ministère de l'Intérieur. Direction de l'hygiène et de l'assistance publiques.

gnésium et des traces de fer et de lithine. Au spectroscope j'ai pu observer dans le dépôt les raies suivantes :

Métaux	Divisions du micromètre	Longueurs d'onde	Intensités
Calcium.......	224	622	8
	192	554	7
	42	422,6	2
Potassium.....	264	768	3
	3	404,5	2
Sodium.......	210	589,2	5
Lithium... s. c.	**240**	**670,7**	**3**
Magnésium s. c.	**168**	**518,3**	**2**
	167	**517,2**	**2**
	166	**516,7**	**2**
Fer...........	180	235,6	5
	176	526,7	5
	173,5	523,1	5
	150	495,9	4
	146	492,3	4

Source de Montpensier

Pendant le cours de ce travail, une source d'eau minérale a été découverte fin Janvier 1912, à Montpensier, à l'endroit même où est exploitée une source d'acide carbonique naturel.

L'eau a été rencontrée à 34^{m}50 de profondeur, au cours de fouilles pratiquées pour obtenir un meilleur rendement de gaz. Sa force ascensionnelle n'est pas suffisante pour l'amener au niveau du sol, son débit considérable est de 12^{m3} à l'heure. Sa température prise à quelques mètres du corps de pompe est de 44°, la température ambiante étant de 10°.

J'ai évaporé à très basse température 10 lit. de cette eau, le résidu ainsi obtenu a été calciné et traité comme précédemment, il m'a donné au spectroscope les raies du sodium, du potassium, du calcium, du lithium, du magnésium et du fer, des traces de manganèse.

Bien qu'elle ne soit pas comprise dans la région que j'ai étudiée, j'ai cru intéressant de signaler ici cette nouvelle venue, située à 20 kilomètres à peine de Vichy et tout près de ma localité.

Conclusions

J'ai montré, après avoir fait l'étude historique et géologique du bassin de Vichy, que les eaux minérales de ce groupe sortaient par des fractures anciennes, intéressant à la fois les terrains anciens et le terrain tertiaire oligocène.

J'ai indiqué les précautions indispensables qui doivent être prises pour le prélèvement des dépôts et sédiments si l'on veut avoir un échantillon complet. Il ressort également de ce travail qu'il existe bien une certaine concordance entre l'analyse chimique de l'eau et l'analyse spectrale du dépôt, mais cette concordance n'est pas absolue et en associant la séparation chimique à l'analyse spectroscopique, j'ai pu déceler dans les dépôts, des métaux existant en tres petite quantité et non indiqués par l'analyse chimique. Ex. : lithium, strontium, cœsium, rubidium, magnésium.

Tableau schématique des métaux décélés par la méthode spectro-chimique dans les dépôts naturels des principales sources du Bassin de Vichy

(Le calcium, le potassium, le sodium et le fer, étant en général, visibles à l'examen direct).

	Rochers des Célestins	Source de l'hôpital	Source Gde Grille	Source Chomel	Source Hauterive Etat	Source Larbaud St-Yorre
Mg.	+	+	+	+	+	+
St..	+	+	+	+	—	+
Li..	+	+	+	+	+	+
Mn.	+	+	+	+	—	—
Cœ.	—	+	+	+	—	—
Rb	—	+	+	+	—	—

Le signe + indique que le métal a été trouvé, le signe — indique que le résultat a été négatif ou incertain en raison de l'insuffisance du prélèvement. Pour découvrir le plus grand nombre possible de métaux, il faut toujours prélever et traiter une quantité importante du dépôt pris en plusieurs endroits. D'après mes expériences, abstraction faite du dépôt naturel, le résidu obtenu par l'évaporation de 20 litres doit donner entière satisfaction pour les métaux très rares.

La présence constante du lithium dans les sédiments s'explique par les filons de granulite (roche lithinifère par excellence) nombreux dans la région. En particulier, l'analyse spectrale que j'ai faite du Rocher des Célestins établit, sans conteste, que ce travertin a une composition analogue aux dépôts qui se forment de nos jours et qu'il n'est pas un banal dépôt d'aragonite. Il renferme, en effet, non seulement du calcium, du potassium et du sodium, mais comme beaucoup de dépôts modernes, du lithium, du strontium, du manganèse et du fer. Le nombre des métaux que j'ai signalés m'autorise à penser qu'un grand nombre de ces corps existent dans les eaux minérales et leurs dépôts; à ce titre beaucoup d'analyses d'eaux minérales pourraient être reprises. J'ai observé que le calcium et le fer étaient les métaux qui se précipitaient les premiers par suite de la décomposition de l'eau, ils se trouvent surtout dans le dépôt boueux.

Enfin, mes expériences me permettent de conclure que si les solutions salines peuvent être examinées au spectroscope sans self-induction, il est indispensable, pour l'examen des sels fondus, de faire usage de self-inductions croissantes qui permettent d'éliminer les raies de l'air et d'obtenir les raies ultimes des métaux caractéristiques des traces de ces corps. Cette dernière méthode m'a paru d'une extrême sensibilité.

Qu'il me soit permis, en terminant, d'adresser l'expression de ma profonde reconnaissance à M. le Professeur Berthelot pour l'honneur qu'il m'a fait en acceptant la dédicace de cette thèse.

Je suis heureux de l'occasion qui m'est offerte d'adresser mes sincères remerciements à M. le professeur Huguet pour le grand intérêt qu'il m'a témoigné dès le début de ma carrière pharmaceutique et pour ses précieux conseils qui me furent toujours si profitables.

J'adresse l'expression de toute ma gratitude à M. le professeur Glangeaud pour les documents qu'il m'a fournis, à M. le professeur Mathias, doyen de la Faculté des Sciences de Clermont, pour l'accueil bienveillant qu'il m'a fait dans son laboratoire de physique, ainsi qu'à M. Jobert, son préparateur.

Enfin, je remercie vivement M. Mallat, M. l'Ingénieur D'Haine, de Vichy, et mon confrère M. Roumeau, de Cusset qui m'ont facilité beaucoup sur place les recherches que comportait cette étude.

TABLE DES MATIÈRES

GRANDE IMPRIMERIE DU CENTRE — HERBIN, MONTLUÇON

www.ingramcontent.com/pod-product-compliance
Lightning Source LLC
LaVergne TN
LVHW020009170826
845677LV00022B/507